朝晩のやさしい整体法

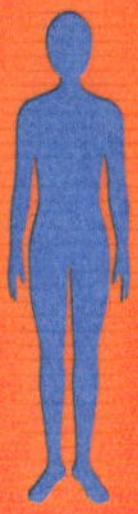

体をゆるめると元気になる!

どんどん

滞っていた代謝が
みるみる良くなる秘密

井本整体主宰・医学博士 井本邦昭

青春出版社

〝体をゆるめる〞とどんどん元気になる！

目次

3章　「深い呼吸と汗をかく」で代謝が良くなる　75

4章　〝ゆるんだ体〟にストレスがたまりにくい理由

5章 体のサインを見逃さない！
「何となくだるい」原因はここでチェックしよう 121

本文イラスト　田島恵子

序○章

悪い病気は体の硬いところに集まってくる！

体に良いゆがみ、悪いゆがみ

どうも世間では「ゆがみ」という言葉がはやりのようで、「ゆがみは悪いもの、直さなければいけないもの」という考えが一人歩きしているように思います。

しかし本来生きている以上、「ゆがみ」のない体というのは、あり得ません。それは「ゆがむ」ということ自体が体の正常な働きだからです。腰が曲がって小さく見えた老人が、死んだ途端に腰が真っ直ぐに伸びて、棺桶に納まりきらなくなったという話がよくあるように、生きている体はゆがむ必要があってこそゆがんでいるのです。これをやみくもに直そうとすればかえって体を壊してしまいます。

私の道場には「病院で側湾症と言われました」とか「首の骨の何番目がゆがんでいると診断されました」とかという人がたくさん来られますが、私がやることは、なにか異常があれば、その根本原因を読みとることであり、「ゆがみ」そのものを問題にすることはまったくないのです。

私の道場で、実際に、こんなことがありました。

「おや、この人、どこにも問題がない。どこを診たらいいのかな」

と思い、もう一度診てもやはりなにもありません。

ところが、こういう状態の人にかぎって、何週間もしないうちに亡くなったという知らせが届くことがあります。そんなことが、何度かありました。これはいったいなぜだと思いますか。

実は、自然体で死ぬ直前の人は、それまで体を支えていた力を失う結果として、体のどこからも異常らしい異常がなくなるものなのです。逆にいうと、生きているうちは、体のどこかに異常があれば、それを補う働きが生まれ、また、どこかが壊れそうになっていれば、それを治そうという力が体の中からわき起こるものです。そして、その働きが「ゆがみ」といわれるような形で表れるのは、体にとってはふつうのことなのです。

もちろん、極端なゆがみによって体の機能が影響を受けてしまう場合には、なるべく早くその根本原因を見つけ出し、直したほうがいいでしょう。しかし、ある程度のゆがみは、むしろ体のためにプラスに働いている場合もあるのです。

あるとき、とても腕の良い歯科技工士の方が私の道場に来ました。「肩のゆがみが気になるので直してほしい」ということで体を診ると、その肩のゆがみを整えると彼の体調は良くなるということがわかりました。その後何回か指導をしました。すると彼は体調は良くなったけれども、前より仕事が下手になったというのです。つまり、体がゆがんだ状態で技術を身につけ、その体で長年やってきたために、体が整ってしまうと、仕事の面ではもとの調子に戻るにも時間がかかるということになるのです。

このように、一口にゆがみといっても、その人の個性、能力などを支えているものもあり、ゆがみがあれば、とればいいというような単純なものではありません。

ですから、なんでもかんでもゆがみをとろうとする前に、まずあなたが気にしているゆがみが、必要なゆがみなのか直すべきゆがみなのかをきちんと見分ける必要があるのです。

世の中では、何事にも完璧な人よりも、どこか欠点がある人のほうが人間的だといわれます。体を診るうえでも同じようにどこかにゆがみがあるからこそ、私たちは元気に生きていることができるといえます。いのちは機械とは違います。機械は部品を一つとればまったく動かなくなるでしょうが、体は胃を切れば腸など体のほかの部分がそれを補うように働き出します。生きるために不都合なものがあれば、それを補う力が内からわき出てくる。これが生きている体の働きです。

〝ゆるんだ体〟は温かく、やわらかい

では、直すべきゆがみと直してはいけないゆがみは、どう区別したらいいのでしょうか。それは、基本的に体が硬直しているか、ゆるんでいるかどうかにかかっています。つまりゆがみが体の硬直の原因となっている場合、そのゆがみは、とったほうがいいということです。

生きているときは、温かくやわらかかった体が、死んでしまうと冷たく硬くなるように、

いのちあるものはやわらかいのです。一方で、硬くなってしまった体、あるいは、体の中で硬直してしまった部分は、いのちの働きが弱まっているといっていいかもしれません。

ですから、私は「ゆがみ」をとることそのものよりも、体をゆるめて弾力を回復させることのほうが健康には大事だと以前から思ってきました。

体が硬直するといっても、体操で前屈が苦手だというときの体の硬さとは違います。わかりやすい例として、小さめのサイズのシャツを着たときのことを想像するといいかもしれません。シャツが体にあわないと、うまく体を動かせなくて、普段は何でもない動作がぎくしゃくしてしまうでしょう。また、いきなり後ろからクルマが来ても、とっさに身をかわすことができないかもしれません。十分に深い呼吸をすることができず、息苦しいような感じにもなります。

体が硬直すると、このように体の内部が動きづらくなってきます。また、体液の流れが滞り神経伝達も悪くなるため刺激に対してうまく反応できなくなり、ケガや病気になりやすくなってしまうのです。

これに対して、ゆったりとして着心地のいいシャツを身につけていると、体も心ものびのびとしてきます。呼吸も深く、思うままにきびきびとした動作ができ、体の流れも良くなります。すると、体の余裕が心のゆとりとなって、同じようなストレスがあったとしても、すんなり受け流せるようになります。

これが、体がゆるんでいるという状態です。体が十分にゆるんでいれば、たとえ緊張状態におかれることがあっても、体に無理な負担がかかりにくくなり、心もおだやかなままでいることができます。

ゆるむなどというと、世間一般ではだらりとした、だらしない態度を想像するかもしれませんが、ここではちょっと意味が違います。弾力があって、うまく力が抜けている状態といったらいいでしょうか。刺激に対して反発できるだけの弾力があり、しかも普段は力が抜けていながら、いざというときに瞬発的な力が出る状態です。

自分の体を、そのような状態に保つ方法を知れば、大きな病気やケガをすることなく、健康に暮らしていくことができるのです。本書では体の硬直をため込まずに、こまめにリセットし、ゆるんだ体に整えていく方法を中心にみなさんに紹介していきたいと思います。

1○章

なぜ“ゆるんだ体”は病気やケガに強いのか

体のゆるみとラクな気分の関係

人は年とともに体が硬くなってきます。年をとるにしたがって、体全体がだんだんとこわばり、しまいには体がうまく伸びないために、日常の動作が影響を受けるほどになってしまいます。

体が硬くなる原因は、年齢だけではありません。その人の日常生活や健康状態にも大きく左右されます。また、薬をよく飲んでいる人の体も硬いといっていいでしょう。とくに喘息《ぜんそく》や呼吸器系の薬、ステロイド剤を服用している人の体は、ほとんどが硬直しています。

体が硬直している人は、筋肉や関節が硬いだけでなく、骨も硬くなっています。こんなことをいうと、「骨の硬さに違いなどあるわけがないではないか」と反論されるかもしれませんが、実際に整体指導で皮膚の上から骨を触ってみると、骨の中にも硬いのとやわらかいのがあることがわかってきます。

子どもの骨と老人の骨を触って比較すると、その違いがよくわかると思います。子どもの骨は硬い中にも弾力が感じられるのですが、老人の骨はただ硬いだけです。とくに、向こう脛《ずね》や指の骨を触ってくらべてみると、その違いがよくわかるのではないでしょうか。実際に触ってみると赤ちゃんの肌と老人の肌が違うように明らかです。

お年寄りは転んだり、手足をどこかにぶつけたりといった、ちょっとしたことで骨が折れてしまいます。これは、骨が硬いけれども脆《もろ》いのです。子どもは骨も筋肉もやわらかいので、転んだくらいでは骨が折れることはありません。よく、飛行機事故で赤ちゃんだけが無事だったという話を耳にしますが、これも体のゆるみと関係があると思われます。

おとなであっても体にその年齢なりの弾力があり、ゆるんでいれば、ケガや病気になりにくくなります。

ところが、最近の子どもや若い人は昔にくらべるとよく骨を折るようになりました。昔にくらべて体が硬くなってきた証拠です。

ところで、私はよく飛行機に乗るのですが、隣にどういう人が座るかによってかなり気分が変わってきます。隣に座っているだけでイライラさせられる人もいれば、気にならずにゆっくり仕事に集中できる人もいます。行儀が良い、悪い、体が大きい、小さいというのにはあまり関係はありません。隣でただ静かに寝ているだけなのに、私は何となくそわそわ落ち着かなくなることがあるのです。

こんな人の体は硬いことが多いのです。体が硬い人は呼吸が浅いので、隣にいるだけでせわしない雰囲気がうつってくるのでしょうか。とくに、若い人にそんな人が多くなってきました。

一方で、「おだやかな顔をしている人だなあ。さぞかし、体がゆるんでいるんだろう」と思う人が隣にくると、実にラクに感じられます。そういう人は呼吸が深いので、こちらもリラックスできるのです。

みなさんのまわりにも、そばにいてラクに感じる人がいませんか。そういう人の体は、よくゆるんでいるのです。また、相手が同じであっても、時と場合によっては、そばにいて落ち着かないことがあるでしょう。そんなときは、たまたま相手が緊張していたり、体調が悪かったりしているために、体が硬直しているのかもしれません。

姿勢は良いのに、柔軟性がない人は要注意

「体がゆるむ」という感覚がわかりにくい方は、子どもの頃のことを思い起こしてみるといいでしょう。子どもは寝そべってリラックスしていても「さあ遊ぶぞ！」というときには、さっと起き出してすぐに行動にうつります。つまり、行動にメリハリがあるのです。眠るときは死んだようにぐっすりと寝て、起き出したらだれよりも元気に動ける。このように、行動（緊張）と休養（弛緩《しかん》）の切り換えがうまくいくのがゆるんだ体の特徴です。

体の硬いおとなが、考え抜いた末に行動にうつせず、夜寝られないといっては、昼間も寝ぼけているのと大違いです。どちらが人生を楽しめるかは明らかです。体をゆるめるということの大切さがわかります。もし、あなたが仕事、家庭を楽しめなければ、それは意外とあなたの体に原因があるのかもしれません。

序章でも少し述べましたが、体が硬直するのは死んだ人の状態に一歩近づくということです。一部が硬直している分にはまだいいのですが、これが全身におよぶことは避けなければいけません。

もちろん、人間の体には悪いところを治す働きが備わっていますから、ただ硬直していくのを見過ごすことはありません。ふつうの人ならば、体全体が硬直してしまう前に、無意識に体のどこかに支えをつくって体全体が硬くなってしまうのを防いでいるのです。こういったゆがみは、それほど心配することはありません。

しかし、そのゆがみ（支えている状態）が極端になり、また長期におよぶと体のほかの部分に波及しはじめます。こうなる前に、もとのゆがみの原因を正していく必要があるのです。

このように、同じゆがみに見えても、その内容は大きく異なっています。体の硬直に結びついているゆがみは厄介《やっかい》です。というのも、いったん体が硬直してしまうということは、それなりに歴史をもった古いゆがみということですから、それをゆるめるのにも、それ相応の時間がかかるのです。

これに対して、体がゆるんでいれば、少々のゆがみがあっても心配はいりません。

ゆるんだ体というのは最近の高層ビルの構造とよく似ています。最近のビルディングは、柔構造といって、地震の揺れに逆らわずに揺れることで、大地震がきても壊れないようになっています。これはまさに、弾力のあるゆるんだ体と同じです。外からの刺激にも強く、病気やケガにも強い体になるからです。

これに対して、古いビルは見た目は頑丈にできていて、ちょっとの揺れにもビクともしませんが、大きい地震がくると意外に脆く崩れることがあります。見た目は姿勢も良く、たくましそうでも、体がこわばった人を想像するといいでしょう。

実は、武道をやっている人に、このタイプが多いのです。姿勢はとても良いのですが、柔軟性がないのが共通しています。体に「遊び」がないといい換えてもいいかもしれません。ですから、意外と瞬発力がなく、ここぞというときに力が入らないのです。

クルマのブレーキやハンドルにもこの「遊び」の部分があるからこそ、うまくクルマをコントロールできるのです。体にもある程度の「遊び」があってはじめて、自分自身をうまく調整できるのです。それがゆるんだ状態というわけです。

人間にとって、一番ラクに生活できるのはゆるんだ体です。右にゆがもうが、左にゆがもうが、体さえゆるんでいればそれほど問題はありません。

体に「遊び」の部分がありますか？

では、直すべきゆがみには、具体的にどのようなものがあるのでしょうか。

だれかに「体がゆがんでいる」といわれても、その部分がゆるんでいて動きがあればまったく問題はありません。人それぞれ体質や体の使い方の癖、生活習慣などによって、負担のかかりやすい箇処が必ずあり、その箇処が少々ゆがんで支えになっているのは、心配ないどころか、体の正常な働きとさえいえます。問題になるのは、その支えの箇処が動きを失って硬直したときです。そうなると全身に影響がおよびはじめるのです。また、硬直して動きを失った箇処というのは、日常的な休養では、なかなかゆるまないのです。

では、そんな状態になったらどうすればいいのでしょうか。実は、人間の体というものは不思議なもので、きちんとそのような硬直をゆるめるしくみができているのです。

それはなにかというと、熱を出すことです。たとえば、風邪で熱を出しきると、それまでのたまりきった硬直が一気にリセットされ、体が芯からゆるむのです。熱を出して大汗をかいた翌朝の爽快感にはおぼえがあるでしょう。あれが、体がゆるんだ感覚です。

「正しい姿勢」は健康に良い？　悪い？

昔、東北地方でこんな試みをした小学校があります。

その学校では、子どもたちの姿勢が良くないために、背すじを伸ばす癖をつけさせようとしたのでしょう。一学期の間、椅子《いす》の後ろに棒を立てて、その棒と体をバンドで結んで授業を受けさせたのです。

その結果は、実に興味深いものでした。だれもが、夏休みが終わって二学期がはじまったときには、生徒たちは姿勢が良くなっているものと思っていました。ところが、実際には以前よりもずっと姿勢が悪くなっていたのです。

これはなぜだと思いますか。それは、生きものというのは、ある力を加えられると、必ずそれに反発しようとする力が働くからなのです。つまり、この場合は、無理やり背すじを伸ばそうとしたために背すじを伸ばそうとする体本来の働きが失われ、その逆に背すじを曲げようとする力が働いてしまったのです。

よく雑誌や店頭などでは背すじ矯正器具と銘打って、胸を張って姿勢を良くする器具が売られているそうですが、この小学校での実験結果を見るかぎり、それが役に立たないどころか、逆効果になってしまう恐れさえあることがおわかりになるでしょう。

人間の体というものは、そういった補助器具に頼るようにはできていません。そういうものに頼ってしまうと、かえって支える力が弱くなってしまうのです。いわば、二本足で歩くのは不安だからといって、健康な人に杖をもって歩かせるようなものです。

こんな例はどうでしょうか。机の上でものを書くときに、体をひどくねじる子どもがいました。

先生があるとき「キミは姿勢が悪いから、まっすぐ前を向いて勉強をしなさい」といったのです。すると、その子の成績はガクッと下がってしまいました。

もうおわかりでしょう。その子はねじった姿勢だからこそ字が書けるし、ものが覚えられていたのです。なにも、先生に反発するために体をねじっているわけではありません。体をねじって字を書く人は、背骨に弾力が無いため前屈してしまうのです。だからねじるのです。そのままでは正面が向けないので、ねじりを入れることよって正面を向こうとしているわけです。

似たような例で、教室で反対向きの席に替わったとたんに、成績が悪くなったという話をよく耳にします。そう考えると、右向きにねじれる子なのか、左向きにねじれる子なのかを見分けて、席を割り振るのも教師の仕事だと私は思うのです。

「お前はいつもこっちばかり向いてるから、今度の席替えではこっちを向かせてやろう」というのは、かえって逆効果になってしまいます。

この場合はまず背骨をゆるめて、丈夫にすることからはじめなくてはなりません。ゆがみというものは、体の要求に沿って発生するものです。腰が痛ければ、なるべく痛くないようにゆがみ、胃の調子が悪ければ、それをカバーするようにゆがみます。ですから、その人にとっては、ゆがんだ姿勢がそのときのもっともラクな姿勢なのです。

そもそも、ゆがんでいる本人は、自分がもっとも都合のいい状態に調整しているのですから、人にいわれるまで自分がゆがんでいるとは思っていません。ところが、だれかにゆがみを指摘されると、「ああ、ゆがみは体に悪いから直さなくては」と思い込んでしまいます。そうして、ゆがみを直そうと躍起になってしまうと、むしろ体のバランスを失ってしまい、集中力がなくなったり、病気にかかりやすくなったりしてしまうのです。

話は少しそれますが、たとえば精神的にショックを受けたときに胸を張って歩く人はいないでしょう。ショックを受けて前かがみになっているのは、そのときのその人の正常な姿なのです。そんなときに、「体が曲がっているから、直さなくては」と思っても、なかなか直すことはできません。

体というものは、あさがおの栽培や盆栽とは違い、かんたんに変えられるものではないのです。

年をとるほど背骨は動きがなくなる

体のゆがみ、ゆるみについてもっと深く知るために、まず人間の体の構造についてかんたんに説明しましょう。

私たち人間が腰痛や肩こりに悩まされるのは、二本足で立って生きていることに深い関係があります。二本足で立ったことは、人間が高度な文明を築くために大きなプラスとなりましたが、その一方で、重い頭が上にのったために、体にとっては大きな負担となってしまいました。

重い頭を支えているのは、いうまでもなく背骨です。ところで、普段背骨（脊柱《せきちゅう》）と呼ばれている部分は、平たい円柱形をした骨（椎骨《ついこつ》）がいくつも重なり、組み合わさってできています。この椎骨が独立して動くことによって、背骨が前後左右に自由に動くことができるわけです。

椎骨は全部で二十四個あり、首の部分にあるものを頸椎（七個）、胸の部分を胸椎（十二個）、腰の部分を腰椎（五個）と呼んでいます。さらに、その下に仙骨《せんこつ》、尾骨と連なっています。

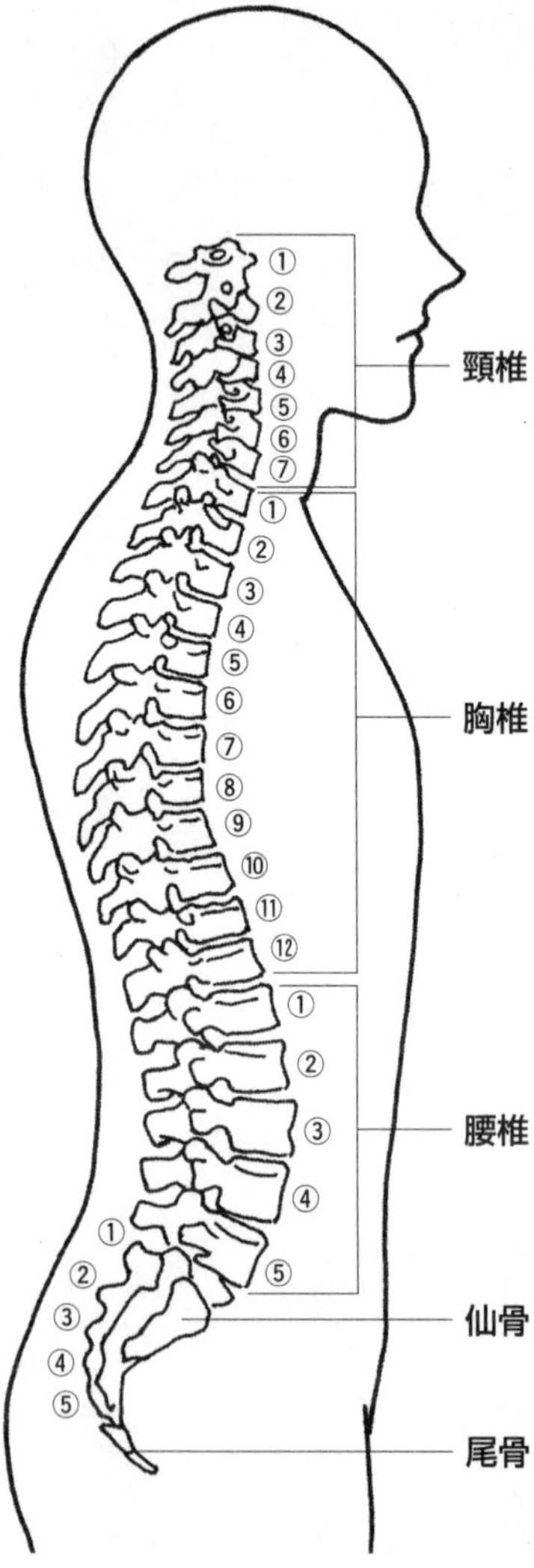

頸椎（7個）

①②脳の血行
③鼻の粘膜
④耳
⑤⑥咽喉《いんこう》部
⑦迷走神経張力増加

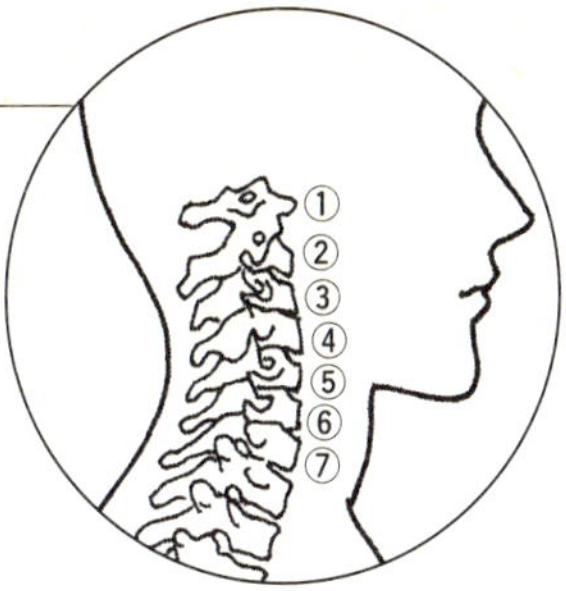

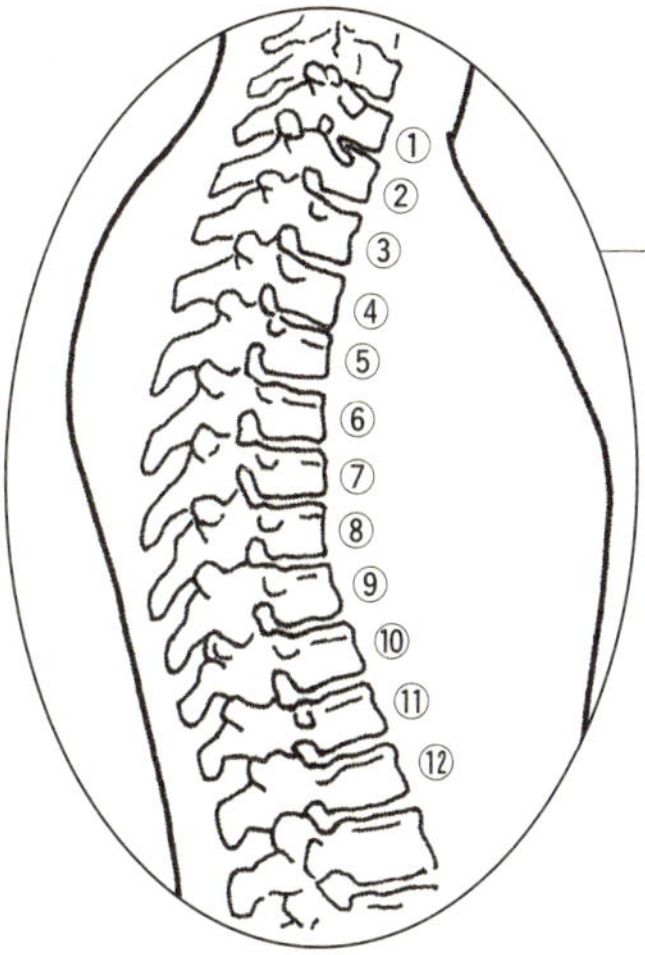

胸椎（12個）

①②気管粘膜血行
②胃・肝臓（右）
③肺
④食道・肝臓(右)・肺・心臓
⑤噴門部収縮
⑥小内臓神経、胃の脈管運動
⑦ひ臓・消化器
⑧すい臓・ひ臓・ろく膜
⑨肝臓(右)・胆のう、大動脈拡張
⑩腎臓・視力
⑧～⑩胃の拡張
⑪⑫小腸・卵巣・こう丸

腰椎（5個）

①性器・知覚・頭
①②生殖器
②大腸・盲腸
③性器・血行・腎臓
④卵巣・こう丸
⑤ぼうこう

仙骨（1個）

①②生殖器
②妊娠早期発見
③肛門・ぼうこう・括約筋
④⑤でん部括約筋

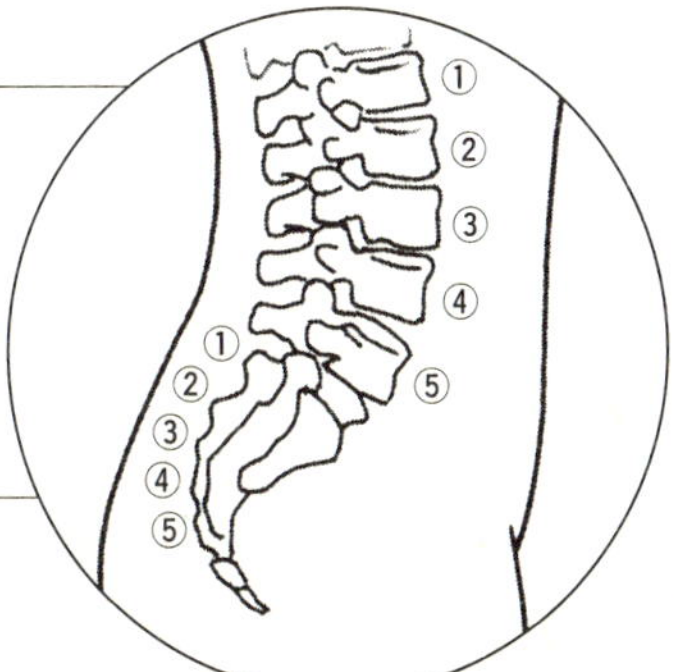

よく、「背中をまっすぐにしなさい」といわれますが、図で見るとわかるように、背骨は湾曲しているのが通常の状態です。実は、この正常な湾曲があるからこそ、重い頭を支えることができるといっても過言ではありません。湾曲がクッションのような役割をすることによって、上からかかってくる力を吸収できるのです。もし、背骨がまっすぐな棒のような形であったら、頭を支えることはできないでしょう。

しかも、背骨は単に湾曲しているのではありません。首、胸、腰とうねるように、S字形のカーブを描いています。

つまり、首と腰の部分で同じような湾曲になっているのです。だからこそ、首の部分と腰の部分がバネのように、力をうまく吸収できるわけです。

このように、背骨の湾曲がバネのような構造になっているために、私たちは二本足で直立しながらも重い頭を支えながら、体を自由に動かすことができるのです。

ところが、年をとるにつれて、この正常な背骨の湾曲と弾力が失われ、一本の棒のようになっていきます。そうなると重い頭を含む上体をバランスよく支えることができなくなって、体のあちこちがゆがんできてしまうのです。

骨盤が下がると猫背になりやすい

外に出てみると、背中を丸めて顎《あご》を前に出して歩いている人をよく見かけませんか？年をとった人に多い格好です。これは、背骨の湾曲がなくなっている証拠です。

本来内側にカーブ（前湾）している腰が老人に多く見られるように逆に外側に曲がる（後湾）と顎が前傾し、そのままでは顔が下向きとなり、また重い頭を支えにくいので、顎を前に出すようになります。自然と体全体が弓なりになってきます。いわゆる猫背の状態です。

図を見ればおわかりのように、猫背になってくると、それと同時に腰（骨盤）が下がってきます。すると、バランスをとるために、膝《ひざ》も曲がらなくてはなりません。こうなると、老人に特有の姿勢となります。もっとも、最近では若い人でもこんな格好で歩く人が多く

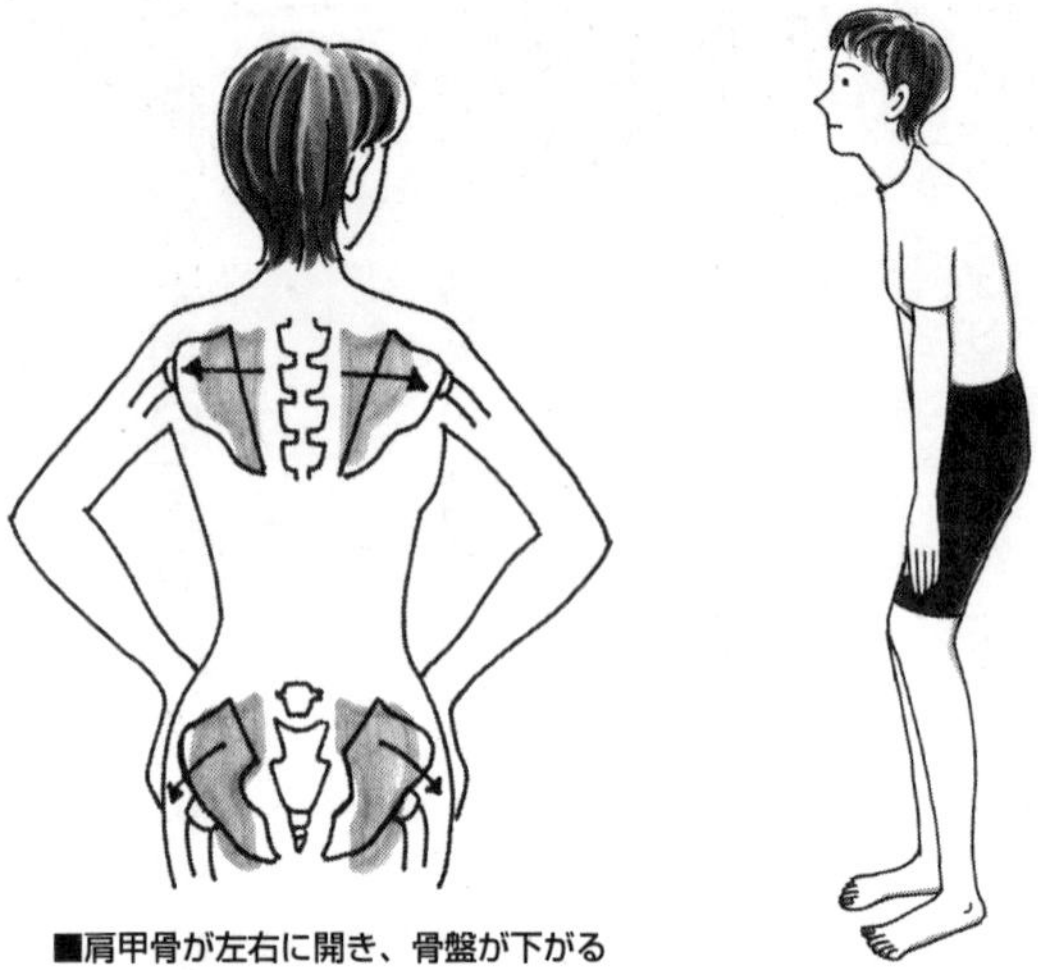

■肩甲骨が左右に開き、骨盤が下がる

なっているので心配です。

さらに、膝を曲げただけではバランスがとれなくなると、腕を後ろに投げ出すようになります。肘《ひじ》を曲げて後ろ手に組むことにより、それをおもりにして、バランスをとるわけです。腰の曲がったおじいさんが、腕を腰の後ろに当てて歩いているのは、まさにこの状態といっていいでしょう。

一方、膝が曲がるとうまく歩けません。膝が曲がった状態で無理をして、歩こうとすると、膝を外側に開いてバランスをとるようになります。これが、俗にいうO脚です。

それにしても、私が最近気になっているのは、日本人の歩く姿勢がどんどん悪くなっていることです。とくに腰が落ちている人が若い人の中にも増えてきました。年齢にかかわらず背骨の正常な湾曲がなくなったために、骨盤が下がってきているのだと思います。

黒人のスタイルを思い浮かべてください。歩く姿は颯爽《さっそう》としています。あれが理想の腰とお尻です。こういうお尻の人は体の弾力もあり、健康で長生きをします。ぜひみなさんもそんな体になっていただきたいものです。

ところで、さきほどは、腰や首の具合が悪くなったのを、「ねじれ（ゆがみ）」によって補っていくという話をしました。しかし、具合が悪くなる前に、腰や首を含む背骨全体を健康に保っておけば、なにもねじれを起こさなくても体のバランスを保つことができます。それが理想的であるのはいうまでもありません。

その一つの方法が「脊椎行気法」（6章参照）です。これは、頭のてっぺんから背骨に気をとおしていくものです。すると、首なり腰なり、悪い部分でふっと止まるのです。イメージとしては、頭のてっぺんから呼吸をとおしていく気持ちでしょうか。難しそうに聞こえますが、慣れればどなたでもできます。

これをやると、一番疲れているところに気が滞って、それ以上は下がっていかないことがあります。そこで、つかえたところまで気をとおすことを繰り返すうちに、その部分がなにかひっかかったような感じがしたり重く感じたり、痛くなったりします。痛くなると間もなく熱をもち、やがてすっと気がとおってしまいます。そうすると、痛みも熱もなくなります。こういう訓練をしていくうちに、背骨がだんだんゆるみ、丈夫になっていくのです。

筋肉の硬直よりこわい萎縮とは

今度は体が硬くなったとき、体にどんな影響がでてくるのかを少し考えていきましょう。体が硬直すると、まず筋肉が伸びなくなってしまいます。筋肉は、両端が骨にくっついており、いわばゴムのように伸び縮みをするものです。普段はゆるんでいても、力を入れるときに反射的に伸び縮みすることによって、瞬発力を生み出すしくみです。

ところが体が硬くなると、この筋肉が伸びなくなってしまうのです。たとえば、肋骨《ろっこつ》の付近が硬くなると、筋肉がつっぱってしまい、腕が上がらなくなってしまいます。

しかし、最近の若い人の中には、硬直ではなく、筋肉が伸びきっている人がいます。腕もすんなり上がるし足も動くから大丈夫と思っていると、意外と体のある部分（肋骨や脊柱）が非常に硬直しています。実は筋肉がだらんと伸びきって力がないために関節の動きが制限されないので、一見、体が柔軟に見えるだけなのです。実はこういう人は、いくら柔軟体操やヨガのポーズがうまくできているように見えても、反射的な筋肉の収縮の力が弱く、整体法の観点からは、働きの悪い体、つまりはケガや病気になりやすい体であることが多いのです。

硬直をゆるめる方法については6章で紹介します。中でもかんたんにできて、一番効果的な方法は、質の良い睡眠をとることです。ただし、あまりに硬直が進むと、熟睡もできなくなってしまいます。そして、熟睡できないうちに次のストレスにさらされると、さらに硬直して一層熟睡できないという悪循環に陥り、体はどんどん硬くなってしまいます。

こうして体の硬直がさらに進んでいくと、今度は萎縮という段階に達してしまいます。

つまり体の機能が退化しはじめるのです。硬直の段階でとどまっていれば、体をゆるめてもとに戻すことは可能です。しかし、萎縮にまで至ると、戻るのが難しくなってきます。

硬直は硬さの中にまだ弾力をもっていますが、萎縮となると弾力もなくなり、体温も低くなってしまいます。また、外からの刺激に対して、硬直の状態ならば反発がありますが、萎縮では反発がありません。ただやせおとろえていく姿を想像すればいいでしょう。

実は、この萎縮にも二つの段階があり、力が入った状態の萎縮と、力が抜けた萎縮とに分けることができます。

力が入った萎縮というのは、筋肉を伸ばそうと思えば伸びる状態です。これは、たとえば若いときに運動不足で筋肉を使わなかったために、体が萎縮している状態です。萎縮はしていますが、若いかぎりは筋肉を伸ばそうと思えば伸ばすことができます。この状態ならば、整体体操をすることによって、何とかゆるめることが可能です。

力が抜けた萎縮というのは、もう復帰する力がない状態です。たとえば、老人に力がなくなって萎縮を起こしたときがこれに当たります。こうなると、潜在的な力もなくなってしまいます。

足の裏の硬さをチェックしよう

体の硬直ともっとも関係が深いのは、背骨の硬さです。

そして、背骨の硬い人には共通した性格があります。それは、いわゆる〝頑固〟という性格です。背骨が硬い人は、精神的にも肉体的にも柔軟性がなく、病気をしても治りにくい傾向があります。これに対して背骨のやわらかい人は、性格がおだやかで決断力もあります。

そんなことをいうと、みなさんは驚かれるでしょうか？　でも、これはなにも言葉のあやではなく、医学的にもきちんとした裏付けがあるのです。

外からの刺激に対して人間がどのように反応するかは、神経の伝わり方に大きく関係していることはご存じだと思います。そして、この神経の働きというのは、背骨の硬さに左右されているのです。

このしくみを、順を追って説明していきましょう。

私たちの肉体には、目や皮膚などをとおしてさまざまな刺激が伝わってきますが、こういった刺激は神経を通じて脳に伝わっていきます。

そして、脳に刺激が伝わると、こんどはその刺激にどう対処するかという命令が脳から出されます。この命令は、脳を出て神経系をとおり、背骨の中にある脊髄《せきずい》を経由して体の各部分に伝えられていくのです。すると、この命令に従って、各部分にある筋肉（横紋筋《おうもんきん》）が収縮することにより、手や足などが思いのままに動くのです。

そして、さらに筋肉が収縮した結果どうなったかという情報が、神経をとおって脊髄に入り、脳へ返ってくるというわけです。

ところが、この脊髄の部分が硬直していると、刺激をうまく伝えることができず、せっかく脳から命令がやってきても、うまく筋肉のところまで伝わらなくなってしまいます。背骨が硬くなると、体の動きが悪くなるのはこうしたわけです。そして、筋肉の動きが悪くなれば、その結果の情報も脳にうまく戻りません。

もちろん、ここでいう背骨の硬さというのは、前屈運動で計測できるような体そのものの硬さではありません。体が硬くても、背骨がやわらかい人はいくらでもいます。

あえていえば、背骨の硬いやわらかいというのは、神経の働きの違いといっていいかもしれません。ですから、普段からほどほどに神経を使っている人は、背骨がやわらかくなります。たとえば、日常生活でも自主的に動いている人や、陰日向《ひなた》なく働く人がこれにあたります。背骨がやわらかくなり、行動力もどんどんついてくるのです。

ところが、年をとって動くのを面倒くさがり、家に帰って「メシ、フロ、ネル」しかいわないような生活をしているとどうなるでしょうか。だんだん背骨が硬くなっていってしまいます。

動かなければ動かなくなるほど、さらに背骨は硬くなっていきます。背骨が硬くなると、脳と体の間で伝達が滞るために、思うように体が動かなくなってイライラしたり、頑固になったりします。

もちろん、これはお年寄りだけにかぎりません。何となく最近イライラする、キレやすくなった、動くのがおっくうだということに心当たりのある方は、かなり背骨が硬くなっているに違いありません。

さて、ここでちょっと自分の足の裏を触ってみてください。硬かったでしょうか、それともやわらかかったでしょうか。

実は、足の裏の硬さというのは背骨の硬さをそのまま表しているのです。つまり、足の裏を触ってみて硬い人は背骨も硬く、足の裏がやわらかい人はそれなりに背骨もやわらかいと考えていいのです。おとなの足の裏が赤ちゃんのようにやわらかいということはないのですが、年齢相応のやわらかさというものは、その人の行動や柔軟性を表します。

足の裏が硬かった人は、毎日の生活を少し見直して、体を動かすようにしてみることをおすすめします。

おヘソを見るだけで自分の健康状態がわかる

足の裏と背骨が、なぜ関係あるのかと不思議に思う人も多いでしょう。しかし、体の各部分はそれだけで独立して存在しているのではありません。実際には、別々に見える体の部分も、神経や血液、リンパ液などをとおして互いに関連して、全体でバランスをとって働いているのです。

ここではもう一ヵ所、自分自身で手軽にチェックできる体の部位を紹介しましょう。それは「おヘソ」です。おヘソを見るだけで、自分の健康状態がわかります。今日、お風呂に入ったら、さっそくチェックしてみてください。

一番良い状態なのが、湯船から出たときに中に水がたまっているおヘソ。つまり、おヘソの穴が上を向いているのは健康状態が良いことを表しています。

おそらく、子どもの頃はだれもがこの状態だったはずです。ところが、精神的や肉体的なストレスを受けたり、病気になったりすると、へその穴は下を向いてしまいます。もちろん、一日や二日で変わることはありませんが、比較的短い間に変化するものです。

どれほどおヘソが重要かということは、胎児の時代を思い浮かべればいいでしょう。だれもが、お母さんのお腹にいたときは、おヘソを通じて栄養や酸素をとり入れていました。

その影響が残って、栄養状態や呼吸器の状態がおヘソに表れてくるのです。

また、おヘソは生殖器とも関連があります。発育不全や性的不全の人は、おヘソの穴が下を向いて細くなっています。

小心な人は、おヘソの穴が細くつぶれたようになったり、つぶれたうえにグニャグニャとなったりすることがありますが、これはあまりいい相ではありません。下腹に力が入っていない生活をしている証拠といってもいいでしょう。

これに対して、堂々と上を向いたおヘソの持ち主は、下腹に力があることを意味しています。いわゆる太っ腹です。こういう人は、肉体的にも精神的にも堂々としています。

そういった基礎知識を知ったうえで、雑誌の水着写真などを見ると、なかなか興味深いものがあります。おヘソの穴が下を向いているのを、よくもまあ恥ずかしくもなく堂々と見せているものだと私などはよく思います。

夏になると、若い子がヘソ出しルックなどといって外を歩いていますが、なかなか若い人でおヘソの穴が上を向いているのには、出会えないのです。それゆえに、「若者よ、もっとしっかりしろ」といいたくなるのです。

二ヵ月の整体で性格が明るくなった理由

先日、私は患者の一人からこんな相談を受けました。

その女性は結婚して子どもができたあと、実のお母さんと同居をはじめたそうです。しかしお母さんと折り合いが悪く、買い物や料理の仕方、お風呂の入り方、掃除・洗濯の仕方にいたるまで、毎日小さなことでいちいちけんかをしていたようです。お母さんが、その女性の子ども、つまりお母さんからみると孫にあたるわけですが、その孫を抱いたかと思えば邪魔になると放り投げるようなことをするので、最近では孫もこわがってお母さんに寄りつかないというのです。

「昔のお母さんは、こんなではなかったのに」

何とか、昔の優しかったお母さんに戻ってほしいと思い、藁《わら》をもつかむ気持ちで私のところに相談に来たというわけです。

そこで、実際にそのお母さんにお会いすることにしました。まだ六十代の方だったのですが、顔には険《けん》があり、にらむような目で私を見ていました。顔が紅潮し、頭に血がのぼっているような雰囲気で、最初のうちは私の話をまともに聞いてくれませんでした。

体を触ってみると、体じゅうがこわばっていました。ガチガチに硬直していたのです。少し近くにいるだけでこちらにも緊張状態が伝わってきて、気分が滅入《めい》ってしまいそうになるような体です。

少しずつそのお母さんに話を聞いていくと、お母さんは娘の一言一言にいちいち腹が立ってしまうというのです。

なにかいわれるたびにイライラするので頭もいつも痛いといっていました。頭が痛いというのは、頭の中が過度の緊張状態にあるからです。

そこで、しばらく私のところに通ってもらうことにしました。そして、二ヵ月ほど整体をつづけたところ、体の無理な緊張が抜けて硬直がなくなっていくのと同時に、外見や性格にも大きな変化が表れてきたのです。

まず、まもなく血色が良くなり、表情からだんだんと険しさが薄れていきました。それまではにらむような目つきをしていたのですが、柔和な目に変わっていきました。また、つっかかるようなものの言い方が影をひそめ、人の話をじっくりと聞けるようになったのです。

娘さんによれば、家でいい合いをすることも少なくなり、ごくふつうの会話もできるようになったといいます。

「昔のお母さんに戻ったようです」

彼女はうれしそうに話してくれました。そうなると不思議なもので、以前は近くに寄ろうとさえしなかった孫が、なつくようになったというではありませんか。

この話からもわかるように、体が硬直すると肉体に影響が出るだけでなく、心や性格にも悪い影響が出てくるのです。しかし、幸いなことに、このお母さんの場合は、体の硬直を解消するとともに、心の硬直をも解消することができました。そのお母さんの体のみならず、まわりの人々も含めた家庭全体にとても良い気が流れているのです。

このお話でみなさんが心と体の不思議なつながりを感じてくださったなら幸いです。

体と心は深い関係がある

人間は、とくに体に悪いことをしたおぼえがなくとも、だれかにいわれた一言を気に病んで体調が悪くなってしまうことがあります。また、普段は、明るいおだやかな性格の人でも、お腹が痛かったり、頭が痛かったりする場合には、いつもよりは気が滅入ったり、イライラしたりするでしょう。体と心を別々に考えていたのでは、このような問題を解決することはできません。

体と心は一体のものなのです。体が悪いときには、ただ体を診るだけでなくその人の心の状態も調べてみる必要があります。心の具合が悪いときには、もしかすると体にどこか不調があるのではないかと考える必要があります。

このように、体と心が一体であることがよくわかる例として、うつ病の治療の話をしてみましょう。

うつ病の初期症状というのは、たとえばカレンダーをめくるのがおっくうになったり、体を動かすことがひどくつらくなるといったところからはじまることが多いといわれます。

なぜそんな症状になるかというと、脳からは「カレンダーをめくれ」という命令が発せられて、神経の途中まで伝わってきているのに、筋肉の動きにまで達していないからです。

ですから、本人は動こうとは思うのですが、実際には動きません。周囲は、病気なので「動けない」と認識しているかもしれませんが、そうではなくて「動かない」のです。そして、いまの社会では、動かなくてもすんでしまうから厄介なのです。

戦後の食べ物がなかった時代には、うつ病などというものはありませんでした。だれもが食べるために必死で、動かないわけにはいかなかったからです。ところが、現在のように、食べ物がなければだれかが食わせてくれるという世の中になってくると、動かなくてすんでしまいます。そして、動かないことがつづくと、いつのまにか動けない体になってしまうのです。つまり、体を動かさないでいるうちに心が弱り、心が弱ってくるとさらに体を動かしたくなくなるという悪循環です。

これを断ち切るには、まず体を動かしてみることです。そしてまわりは動かざるを得ない状況、あるいは動きたくなる条件をつくってあげればいいのです。体が動きはじめれば心も変化しはじめるのです。

このように、体を治すことによって、心や性格を変えることは可能ですし、逆に、心のもちようを変えることによって、体を治すことも当然可能なのです。

体を読む豆知識

その1

◎おヘソは健康のバロメーター◎

あなたのおヘソはお風呂から上がったときに水がたまっていますか？　健康な人は、おヘソの穴が上を向いています。堂々と上を向いたおヘソは、下腹に力があるので、いわゆる“太っ腹”。肉体的にも精神的にも丈夫です。おヘソの穴が下を向いている人は健康に要注意です。みなさんも、ぜひ下腹に力の入った生活をしましょう。

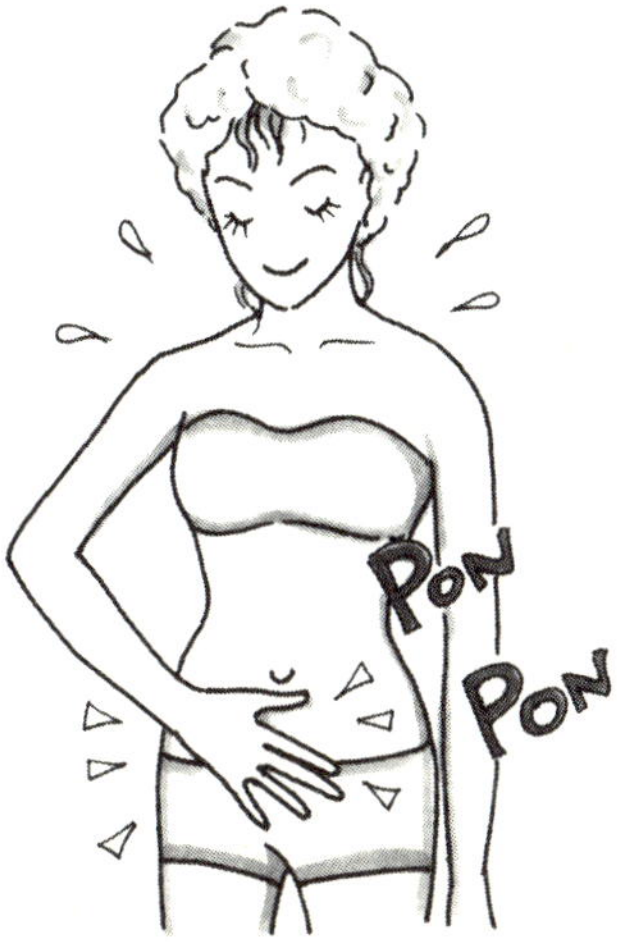

2○章

“熱”を出せば、体はどんどんゆるんでくる

体が温まるとゆるみやすくなる理由

ここまで読んできた方は、体の硬直が、健康にとってどれだけ悪い影響をおよぼすのかが、おわかりになったことでしょう。そして、病気になりにくい体になるためには、ゆるみやすい体がいかに大事であるかが理解できたのではないかと思います。

しかし、頭ではそうとわかっていても、体をゆるめたままに保つのはなかなか難しいものです。現代社会は全身を使う仕事は少なくデスクワークなど、体の一部分だけを酷使する仕事が多く、ストレスにも満ちあふれています。

来る日も来る日もそのような状態におかれていると、知らず知らずのうちに体が硬直していってしまうかもしれません。

硬直の度合いがまだ軽いうちならば、前にも書いたように、休養をとることによって体をゆるめることは可能です。しかし、ある程度硬直が進んでしまうと、そう簡単にゆるめることはできません。睡眠をとろうとしても、体の一部分が極端に硬直していると、熟睡ができないのです。

では、それほどまでに硬直が進んでしまったときには、体をゆるめる方法はないのでしょうか。いや、心配することはありません。

人間の体には、そんな非常事態に直面したときのために、ちゃんと体をもとに戻すための機能が備わっているのです。

それは、「熱を出す」という機能です。こんなことをいうと唐突な印象を受ける人がいるかもしれませんが、実は体温と体のゆるみには大きな関係があります。たとえば体温が低いと体の動きが鈍くなり、体温が高いと動きやすく、体もゆるみやすく働きも良くなるのです。

逆にいえば、熱を出すことは体の働きの一つであり、働きの活発な体は体温が一定に保たれ、いざというときにはスムーズに発熱もできるのです。

「熱を出してゆるめる」体内リフレッシュ法

「熱を出す」などというと、それでは病気の状態ではないかと思う人が多いことでしょう。たしかに、風邪をひいて熱を出すことは、世間一般では病気だと考えられています。

しかし、ここでちょっと発想を変えてみましょう。いったん出た熱が下がったときのことを思い出してみてください。風邪をひく以前よりも、体がすっきりとしませんでしたか。そう、熱を出したことによって、硬直がゆるみ、体が弾力を回復してきたのです。たしかに、熱が出ている最中は苦しいのですが、同時に、熱を出すことは、人間の体にとって重要な意味をもっていることでもあるのです。

そもそも、体がカチカチに硬直している状態というのは、いわば非常事態におかれているようなものです。そこまでくると、睡眠や休息といった通常の方法では、体をもとに戻すことはできません。そこで、体はどのような処置をとるのかといえば、ダメになった体をいったん破壊したのちに、もう一度、再生しようとするのです。そして、その破壊に必要なものが「熱」というわけです。

ですから、熱が出るという現象は、人間がもつ自然の要求といってもいいでしょう。熱が十分に出るからこそ、体がリフレッシュされるのです。もちろん、熱が出ているときは苦しいように感じますが、実は、これは、かえって熱を出し切れていないときで、スムーズに一気に上がるときの熱は快感でさえあるのです。

熱が出れば出るほど、根本から破壊されるわけであり、その分だけ熱がひいたときのリフレッシュの度合いも大きくなります。

もし、ここで解熱《げねつ》剤を使って、出ている熱を無理やり下げてしまったらどうでしょうか。リフレッシュが中途半端に終わり、体を壊そうという自然の要求は体の奥底にとどまることでしょう。これでは、アトピー性皮膚炎や帯状疱疹《たいじょうほうしん》などを薬で押さえ込むのと同じ結果になってしまいます。「体を壊そう」という要求は体の中にとどまり、いつかまた別の形でわき出てくるはずです。

風邪で熱が出ることはけっして病気ではなく、体を再生するために必要な症状なのです。しかし、熱が出ることを指してだれかが病気だといったものだから、みんながそれを病気だと信じ込んでしまいました。いってみれば、それが間違いのはじまりだったのです。

熱によって体がリフレッシュする興味深い例として、子どもが出す「知恵熱」というのがあります。最近ではあまり聞かなくなりましたが、日本では昔から、小さな子どもが熱を出すとこう呼んできました。

というのも、熱を出したとたんに、小さい子はまるで一気に知恵がついたように、いろいろなことを覚えるようになります。このことを、昔の人は経験的に知っていたのでしょう。ほとんどなにもしゃべらず歩きもしない子でも、「この子は、熱を出せばすぐに歩き出しますよ」とよくいったものです。

小さな子どもが熱を出すと、その熱によって働きの悪い脳細胞が壊れていきますが、壊れることによってそこに新しい細胞が芽を出してくるのです。これが生命力というものです。

小さな子どもは、そういった再生の能力がずば抜けています。破壊された以上のものが再生することによって、子どもは以前よりも知恵をつけるわけです。昔の人は専門的な医学の知識などはなかったはずですが、そういうしくみを本能でわかっていたのでしょう。

下痢や嘔吐が体を掃除する

熱によって破壊と建設を行うのは、体のどの部分にも共通しています。最近では、自然治癒《ちゆ》力ということばがよく使われるようになりましたが、この基本になるのがまさに壊す能力と建設する能力なのです。

壊すことができれば、必ず新しい芽をふくようになっているのが人間の体です。そして、壊すのに一番いいのは熱を出すことなのです。

ところが、医療体制が整えば整うほど、病気を見つけては、それなりに名前をつけるようになってきました。そうなると、体の自然な要求である発熱も、すべて病気に加えられてしまうのです。そして、熱が出たくらいのことを解熱剤で押さえ込んでしまうために、新しい建設が行われません。熱が出るたびにそんなことをしているうちに、本来備わっているはずの破壊と建設の力が弱まっていき、自然治癒力がなくなってしまうのです。

これと似たような例に下痢《げり》があります。そもそも下痢というのは、悪いものを食べたり、食べ過ぎたりしたから起きる症状です。いってみれば、うまく消化できない異物や体の中にとどめておきたくない毒物を早く外に出したいという、体の自然の要求にほかなりません。ところが、あるときからそれに下痢という病名をつけてしまったのです。

そうなると、勉強不足の医者は下痢止めの薬を処方して飲ませないと気がすみません。たしかに、一時的に症状はおさまるでしょう。しかし、外に出そうとしていた異物はどこにいってしまうのでしょうか。そこまで考えないようでは、残念ながら治療とはいえないのではないでしょうか。

何年か前に、病原性大腸菌O－157が大きな騒動になりました。激しい下痢、嘔吐《おうと》、発熱といった症状が出て何人もの人が亡くなりましたが、その後、ある新聞に追跡調査の結果として興味深い記事が載っていました。

それによると、このときに亡くなった人の多くは病院に行った人だというのです。病院で下痢や発熱を止める〝治療〟をしたために結局はいのちを落としてしまったわけです。これに対して、自宅でどんどんと排泄《はいせつ》をした人は助かっているのです。

下痢を薬で止めてしまっても、人間の体は、体内に残った異物を何とか外に出そうと努力します。そこで、下から出すのがダメなら上から排出しようということで、嘔吐という症状が出てきます。

では、こんどは嘔吐を止めるとどうなるかというと、体は異物の出口を求めて、たとえば皮膚から出そうとします。こうして、皮膚炎になったり、古くなると、帯状疱疹になったりするわけです。しかし、場合によっては、それもまた薬で外に出せないように押し込んでしまいます。こうして、毒素が体中をめぐり、中毒症状がさらに悪化していきます。

皮膚がダメとなると、上に上がって肺に行き、呼吸器に負担をかけることになります。それに対しても、また薬を入れていくと、次には心臓に達するかもしれません。すると、循環器系統でいろいろな症状が発生してくるわけです。

これはなにも、O－157にかぎりません。よく聞く話に、それまで健康だった人が、一つの病気をしたとたんに次々に病気にかかってしまったというのがあります。それも、こんなしくみを知っていたら、少しも不思議ではないことがおわかりでしょう。

病院というものは、専門別に胃腸科、皮膚科、呼吸器科、循環器科などと分けていて、医師はそれぞれ自分の専門の中、その症状の中で最善をつくすわけです。その結果症状を止めることになるのです。しかし、人間の体の各部分は、独立して動いているのではなく、それぞれ緊密に連携をとっているのです。体の一部だけを診て、病気を治そうとしても、それは無理な話です。いまの医療は、そのような基本的なことが忘れられているような気がしてなりません。

風邪で痛んだところが硬直のサイン

日本には四季というものがあり、季節の変わり目には衣替えをします。野生の動物もまた、夏の毛から冬の毛に生えかわるものがあります。これと同じように、人間の体も季節の変わり目には次の季節に順応させるために、どこかを変化させているのです。

よく、季節の変わり目には風邪をひきやすいといわれますが、これはまさに季節の変化に体を順応させる現象といっていいでしょう。それまでの季節に対応していた体を破壊して、新しい季節に対応する体につくりなおしているのです。

ですから、しょっちゅう風邪をひいて熱を出している人は、病弱だといわれがちですが、けっしてそんなことはありません。むしろ、周囲の環境にあわせるのが上手な人だといったほうがいいほどです。

一方で、風邪をひかない人は、周囲の変化にあわせるのが苦手な、鈍感な人といっていいかもしれません。風邪を「ひかない」のではなく、風邪を「ひけない」人なのです。

ところが世の中には、ちょっと熱を出すと、すぐに薬を飲ませて熱を下げようとする風潮があります。テレビのコマーシャルでも「早めに治そう」とか「早く治ってよかったね」などといってその流れに拍車をかけています。しかし、かんたんに解熱剤を飲んでいるうちに、だんだんと自然治癒力がおとろえていく結果になるのです。

世間では、解熱剤が風邪を治すといいますが、実は一時的に熱を止めるにすぎません。治すということとは根本的に意味が異なる行為です。さすがに、いまでは西洋医学の分野でもこのことが広く理解されるようになってきました。いろいろと勉強している医者は、そうかんたんには解熱剤を出しません。

ところが、いまだに医者にいくと解熱剤をもらわないと気がすまない人がいます。あげくのはてに、薬をくれない医者を藪《やぶ》医者呼ばわりする人までいるそうです。しかし、むしろ、熱が出たらよく調べもせずにすぐ解熱剤を出すような医者こそ藪医者だと思っていたほうがいいかもしれません。

また、風邪をひいて熱が出ると、体のあちこちが痛くなってくるのは、熱によって体がゆるむと普段から疲労している箇処の硬直がはっきり自覚できるからです。このとき、人によって肩が痛くなる人もいれば、腰が痛くなる人もいるでしょう。このとき痛くなるのは、それまで自分がよく使っていて疲労している部分です。

熱を出せば、その部分は破壊されて再生されていきます。それを望んでいるから、疲労した部分は自然と熱を発していくのです。いい換えれば、風邪をひいて痛む部分は、リフレッシュを求めている部分だと考えていいでしょう。

このように、人間の体にはもともと素晴らしい力が備わっているのです。そんな自然の働きを知って、もっと大事にしていくべきではないでしょうか。

「高い熱が出るとこわい」という迷信

風邪をひいても解熱剤を飲まずに放っておいたほうがいいといわれはじめたのは、一九九〇年代のアメリカでのことでした。この流れはアメリカの上流階級から広まり、現在ではよほどのことがないかぎり解熱剤を出す医者はありません。

熱は止めないで出せばいいという発想が、ようやく西洋医学の間にも広まってきたということでしょう。しかし私は、そこでとどまらずに、もう一歩進んで「熱」の効用というものを考えています。それは、せっかく出た熱なのだから、積極的に活用しようではないかという考えです。

たとえば、風邪をひいたらチャンス到来と考えて、無理に熱を下げようとしないで、出た熱を利用してゆがみを治し、体を変えていくきっかけにするのです。

中には、熱が三十九度、四十度と上がっていくことを心配する人もいるかもしれません。しかし、四十度や四十度五分《ぶ》も出るのであれば、それだけ熱を出さなければ変わらない体だったのです。おそらく自分では気がつかなかったでしょうが、そこまで大きな問題を体がかかえていたと認識するべきでしょう。

熱の出方は、その人の体の状態によって変わります。同じ時季の風邪でも、ある人は三十八度で治ってしまったのに、自分は四十度まで上がったという経験はどなたにもあると思います。

だからといって、自分のところにきたウイルスのほうが強力だったということはありません。要は、その人の体の中に問題があるのです。

ところで、風邪をひいたときに、伝統的な対処法として卵酒や生姜《しょうが》汁を飲むなどといったことが日本各地に伝えられています。これは、解熱剤を飲むのとはわけが違います。

体の中から温める飲み物をとるというのは、体の中から熱を誘導するのに適しているので、自力で熱を出しにくい人がスムーズに熱を出すための呼び水としては、まさしく理に適《かな》った方法だといえましょう。ヨーロッパでも同様に、ワインを熱くして飲むといった方法が古くから行われています。昔の人の知恵には感服するばかりです。

体温は"生きる力"のバロメーター

熱を出すことは、体をゆるめるためにどれだけ重要であるかが、おわかりになったことでしょう。これは普段の体温についてもあてはまります。体温は体の働きであり、働きのある体はゆるんでいます。したがって、ゆるんだ体は、体温がある程度の高さで保たれるのです。

日本人の平熱は三十六度五分とされていますので、そのぐらいの体温が保たれているのが正常です。ところが、いまでは三十六度五分よりもずっと低い人が多くなっているようです。とくに若者の間には、三十五度台という人がいます。

いわゆる「低体温」というもので、これは極めて不健康な状態といっていいでしょう。ところが、だれもその危険性を認識していないのが困りものです。それどころか、「低体温」などという立派な名前がつけられて、なにか世間に認知されたふうなのはおかしな話です。

しかしよく考えてください。体温が低いというのは、生きる力が弱いということではないでしょうか。

新陳代謝が盛んであるべき若者ならば、三十六度五分から三十六度七~八分くらいはあるのがふつうといえます。

若い人に低体温が増えた大きな原因は、小さい頃からエアコンの中で育ったことが一つの原因といわれています。暑ければ冷房、寒ければ暖房という生活をつづけるうちに、外気温の変化にあわせて、体の燃焼を調整する働きを失っているのです。

普段の体温調節がうまくいかないと、風邪をひいても熱を出すことができません。そうなってくると、体が硬直したままゆるめることができず、やがて大病をすることになってしまうのです。

すぐ薬を飲むと、体が鈍感になる

熱が出るというのは、それだけ健康な証拠でもあります。体が弱って不健康な人ほど熱は出ません。実際に、年をとって体が硬直してくると、熱もなかなか出なくなってしまいます。そして、熱が出ないから体の破壊ができず、必然的に新たな建設もできません。

これは、あまり好ましくない状態です。ガンや脳卒中、肝硬変などといった大病をする人は、みなこのような状態に陥っています。体が硬直しているために熱を出すことができず、体が鈍くなっている人です。

それまで風邪ひとつひかなかった人が、ちょっと病気をしたかと思ったらコロリと死んでしまったという話をよく聞きます。かと思うと、しょっちゅう風邪をひいているのに、ずいぶん長生きをしている人もいます。

不思議なことがあるものだといわれますが、ここまで読んできた方にとっては、これは不思議でも何でもないことがおわかりになるでしょう。

しょっちゅう風邪をひいて、小出しに熱を出している人は、破壊と建設を繰り返しています。そういう人は古いものをかかえ込まず、体がゆるんでいるので、大病をしにくい体になっているのです。そして、十分にゆるんでいれば熱も出やすく、かつ下がりやすいのです。

最近では、熱はないのに、何となくだるいという人が増えているようです。これはまさに、熱を出したくても出せない状態であるといっていいでしょう。熱を出さなくてはいけないのに、熱を出す力が体の中にないのです。

原因はいろいろあるでしょうが、解熱剤で熱を止めたり下痢を薬で止めたりすることに体が慣れきってしまったのかもしれません。つまり、体が出そうとしているものを無理矢理出すまいと止めているうちに、今度は体のほうが出すことを忘れてしまうのです。排泄

体を読む豆知識

その2

◎熱の知恵◎

風邪などをひいて熱が出ると、体のあちこちが痛くなりませんか？　それは熱によって体がゆるむからです。体がゆるむと普段から疲れて、硬直した部分がはっきりと自覚できます。このとき痛くなる箇処は、それまで自分がよく使っていて疲労がたまっている部分です。熱を出せば、その部分は破壊され、再生され、体は元気になるのです。

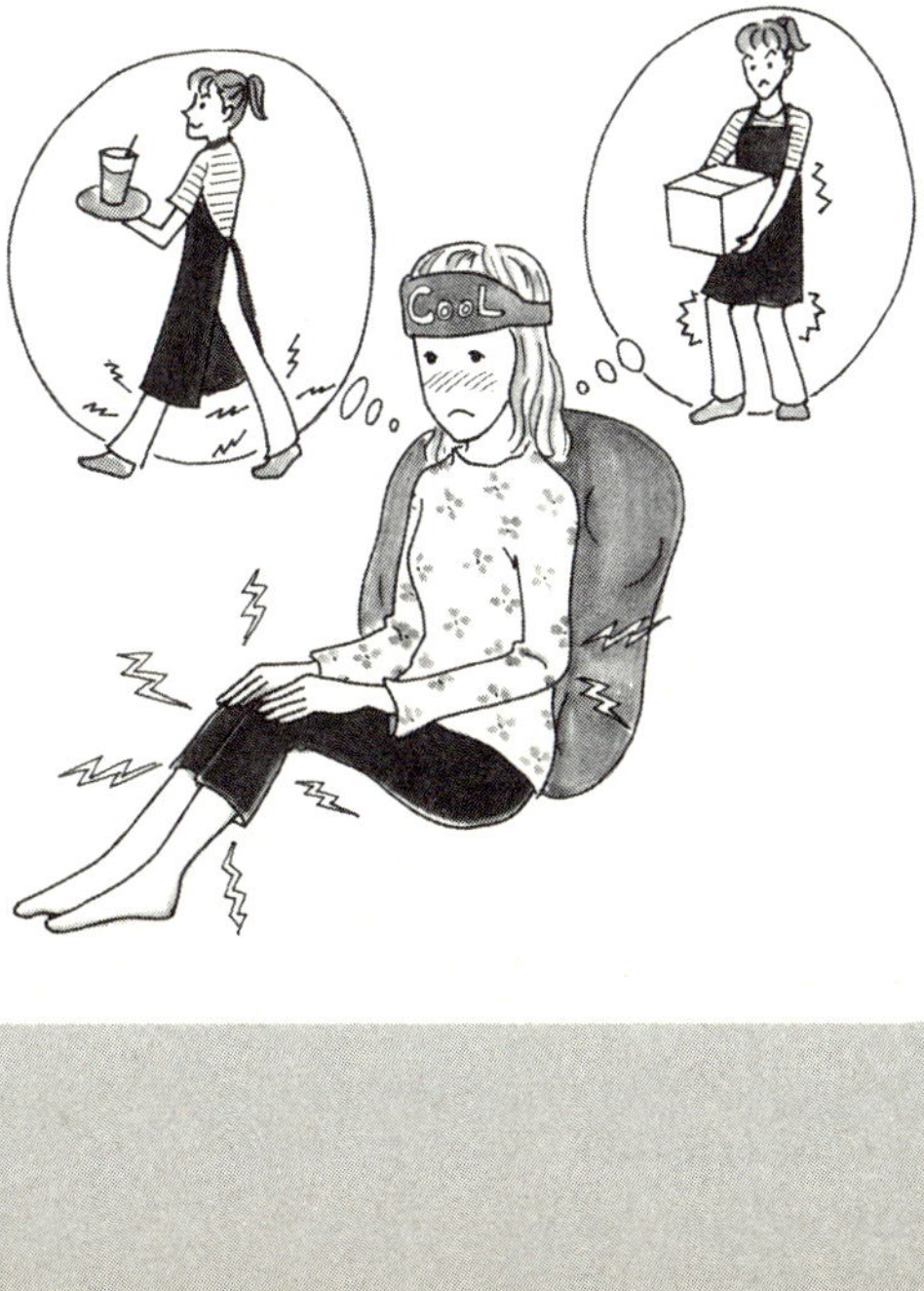

能力の低下は、自然治癒力の低下にほかなりません。

整体指導を受けたり、いろいろな健康法を工夫してみても、その一方でこのようなことをしていれば、成果は上がらず、何の意味もありません。

体をゆるめようとする自然の体の働きをさまたげないことは、健康な体をつくるためになによりも大切なことであるということを忘れてはいけません。

3 章

「深い呼吸と汗をかく」で代謝が良くなる

まず肩甲骨をチェックしよう

体の硬直をもたらす大きな原因の一つは、1章でも説明したとおり、背骨の湾曲がなくなることです。背骨がまっすぐになってくると、だんだんと姿勢が悪くなり、その影響はほかの部分にも次々に表れてきます。

というのも、人間の体は全体でうまくバランスをとろうとするので、一ヵ所が悪くなると、別の部分でそれを補うようにするからです。

このこと自体は体の自然な働きであり、悪いことではないのですが、問題なのはそのような状態が極端な形で表れ、しかも長期間におよぶとさまざまな問題をひき起こしてくることです。前にも書いたように、たとえば猫背になった人が、膝を曲げて歩くようになったり、O脚になったりするのも、無意識のうちに体のバランスを保とうとしているからにほかなりません。

少々猫背であろうとO脚であろうと、弾力のある体はどこかでそれをカバーしてしまいます。ただ、そのゆがみが体の調整能力を超えてしまうのが問題なのです。そしてその極端なゆがみが長い間に定着していくと体が硬直していってしまうのです。

では、そもそも背骨の湾曲が極端になったり、なくなったり、ゆがんだりするのは、どこに原因があるのでしょうか。

現代人の体について考えるうえで大きなヒントになるのが、背中にある肩甲骨《けんこうこつ》です。整体の技術をもって体を診ていくとよくわかるのですが、姿勢の悪い人は背中が外に広がり、べったりとしていたり、極度な湾曲（前屈）になっています。つまり、左右の肩甲骨が両側に開いているのです。これに対して、姿勢が良い人は肩甲骨が内に締まっていて、背中にメリハリがついています。

一般的にいって、肩甲骨というのは、ほかの骨にくらべて注目されることが少ないようですが、実は体のバランスを見るうえでは重要な骨なのです。肩甲骨は上下左右に筋肉がついていて、その筋肉の一方は首、肩、背骨などにつながっています。しかし、ほかの骨と直接触れてはいないので、いわば浮いた状態といっていいでしょう。ですから、ちょっとした体の変化によって、かんたんに位置を変えてしまうのです。

たとえば、姿勢が悪くなって、肩甲骨の内側についている筋肉が力を失ったとしましょう。すると、左右の肩甲骨は外側に開きながら、下の方向にズレていきます。こういう状態になると、腕と首と背中を結ぶ三角形のバランスが崩れてしまい、肩こりや腕の痛みなどの症状が表れてきます（36ページのイラスト参照）。

また、肩甲骨が開いて下がるとともに、骨盤の位置も下がっていきます。すると、同時に骨盤がだんだんと両側に開いてしまうのです。骨盤の付近にはホルモンの分泌《ぶんぴつ》を左右する重要な器官が集中しているために、骨盤の変動により、体全体にもさまざまな影響が出てしまいます。

このように、肩甲骨の位置というのは、体全体のバランスに大きな影響を与えるものなのです。理想的な肩甲骨というのは、体の中心、つまり背骨の側に集まっています。左右の肩甲骨が中心に集まれば、その人にとっての正常な位置におさまるのです。そして、肩甲骨をそのような状態に保っていることに、肺が一役かっているのです。

普段は気がつかない肺の意外な力

肺の力といっても、ピンとこないという人が大半でしょう。しかし、体のゆるみや硬直を左右するのは、最終的には肺の力だといってもいいほど、肺というのは重要な器官です。

肺というのは、空気をためる袋が集まったような形をしています。そして、その周囲を肩甲骨や胸骨、横隔膜などがとり囲んでいます。肺が正常に働いていれば関連する胸椎や肋骨に弾力があり、自然と胸が開き、いわゆる「良い姿勢」を保つことができます。その結果、背骨のゆがみも起こりにくくなります。

また、背骨につながっている筋肉にも無理がかからず弾力が保たれるため、左右の肩甲骨が締まってきます。そうなれば、骨盤が下がることも骨盤が開くこともありません。

しかし、肺の力が弱くて萎縮してしまうと、どうしても前かがみの姿勢になりがちで、だんだんと猫背になっていきます。この状態が一定限度を超え、長期にわたると、背骨のゆがみが固定したり、体全体の硬直を招いたりしてしまうのです。

さきほどは、肩甲骨の位置が体全体のバランスを左右すると書きましたが、その大もとをたどれば肺に行き着くわけです。いってみれば、肺こそが体全体を支えるカギとなる部分だといってもいいでしょう。そして、肺がどれほど強いかが、肩甲骨や腰の位置に表れるわけです。

私は、肩甲骨と腰（骨盤）を、肺を取り囲む石垣によくたとえます。肺の力があれば周囲の石垣をしっかりと支えることができるのですが、肺が弱ってしまうと石垣を支えることができなくなり、一気に体全体が崩壊してしまうのです。肺の働きを高める方法は、6章で紹介しますので、ぜひチャレンジしてみてください。

ところで、肺の強さというと、肺活量あるいは肺の大きさなどを想像する人が多いかもしれませんが、肺の強さと肺活量とは必ずしも比例しません。肺の強さというのは、形だけの大きさではなく、つまり肺に弾力があることなのです。

肺の働きを高める方法

それでは、肺の働きを高めるにはどうすればいいでしょうか。それは、呼吸器に関連する箇処を徐々にでもゆるめていくことです。その箇処とは肋骨であり、肺に関連する胸椎です。また、もっとも重要な急処として、腸骨（いわゆる腰骨）があり、井本整体には、それらの急処をゆるめるための整体体操があります。

中でも、誰もができる体操としておすすめできるのが、腸骨体操、胸骨体操、リンパ体操といった体操です（6章を参照）。こういった体操をすれば、だんだんと体がゆるんできます。そしてそれに深息法のような呼吸法を組み合わせるのが、肺の働きを高めるのにもっとも効果的な方法といえるでしょう。

ところで、世の中では口呼吸をやめて、なるべく鼻呼吸にするべきだとよくいわれます。

たしかにそうなのですが、だからといって、苦しいのに無理やり鼻呼吸にしようとしても意味がありません。1章で紹介したように、姿勢が悪いからといって矯正ベルトを使って、かえって姿勢を悪くしたのと同じような結果になってしまいます。

鼻呼吸が苦しいと感じたり、いつのまにか口呼吸になったりしている人は、口や鼻だけが問題なのではなく、体のどこかにつかえがあるのです。小手先の手段だけを講じても意味がありません。体全体を診て、つかえている部分を根本から治すことができれば、自然に呼吸も鼻呼吸になっていくはずです。

汗で〝滞り〟はとれる

肺の働きを高めるには、肺をゆるめるだけが方法ではありません。もう一つの呼吸である皮膚呼吸を活発化することも、大きな効果があります。

肺と皮膚がなぜ関係があるのか、不思議に思うかもしれませんが、この二つの器官はどちらも外気に触れる部位であり、呼吸にかかわっているという共通点があります。そこで、東洋医学では、古くから肺と皮膚には深い関係があるとされてきました。皮膚を見ると肺の状態がわかり、皮膚の働きを高めることによって肺の働きも高められるのです。最近では、西洋医学でも、両者の関係が認識されるようになっています。

皮膚の働きを高めるもっとも良い方法は、その働きをもっと使うことです。ご存じのように、皮膚には毛穴があって、そこには汗腺というものがあり、ここから汗や老廃物を外に排出するほか、炭酸ガスなどの排泄も行われています。

つまり発汗作用を盛んにして新陳代謝を活発にし、皮膚の働きをさらに使うことによって、皮膚の働きはどんどんと高まっていきます。かんたんにいえば、暑いときにはしっかりと汗を出すことが一番なのです。

ところが、近頃では汗を汚いものと考える若い人が増えてきたようです。化粧が落ちるからといって、汗を出さないようにしている女性も少なくありません。ずいぶん、おかしな風潮ではないでしょうか。

私は一九六九年から七一年までヨーロッパにいたのですが、そこでこんな話を聞いたことがあります。ちょうどその間に、日本で札幌オリンピックに先立つプレオリンピックが開催され、友人のスイスの新聞記者シャーリーが日本で取材をして帰ってきたのですが、彼によると、日本で不思議なことを三つ見聞きしたというのです。どういうことかと尋ねたら、一つはコーヒーを注文したら頼みもしないのに水が出てきたこと。二つ目は日本人が朝から米を食べていることだというのです。

ここまでは笑い話ですみそうですが、もう一つというのが、若い人が化粧をしていることだったのです。たしかに、ヨーロッパでは若い人はたいして化粧をしません。なにもしなくてもきれいだからです。これは日本人にもいえると思います。そして、彼らは年をとって、そろそろ必要が出てきてからはじめて化粧をします。

化粧をすると皮膚の表面がふさがれてしまうので、皮膚呼吸ができなくなってしまいます。これでは汗がこもったままになってしまい、皮膚のためによくありません。とくに、新陳代謝の盛んな若い人にとっては、マイナス面が多いといえるでしょう。

皮膚の働きがにぶくなってしまうということは、肺にとってもマイナスです。ひいては、全身に悪い影響がでてきかねません。皮膚の働きを良くしようと思うのならば、汗が十分に出るようにして皮膚呼吸も活発になるようにすることです。

ところで、皮膚呼吸ということばについて、一部の西洋医学の立場からなのでしょうが、「人間は皮膚呼吸などしない」という話が新聞記事に載ったことがあります。

おそらく、その人は純粋に酸素と二酸化炭素の交換という意味だけで呼吸ということばを解釈しているのでしょうが、呼吸という現象を狭くとらえすぎているのではないかと思います。

たしかに、肺での呼吸ほど量は多くありませんが、皮膚も呼吸していることは確かです。たとえば、冬の時期に風呂に入ると、それまで閉じていた毛穴が一気に開いて、肌の表面が白くなってくるでしょう。

これは、毛穴から空気が出てきているのにほかなりません。手で払うと泡立つのでよくわかります。体調が良いときは、一度ぬぐってもまたすぐに泡がついてきます。それだけ、皮膚呼吸が盛んになっている証拠です。

また、欧米の白人が日本にやってくると、息苦しいといいます。これは、アジア人にくらべて毛穴が少ないために、湿気の多い場所では水分や空気の排出が思うようにいかないからなのです。ですから、エアコンが普及していなかった頃は、白人は梅雨《つゆ》どきになるときまって本国に帰っていったものでした。

いずれにしても、肺と皮膚には深い関係があります。そして、皮膚の活動を活発にすることが、肺を鍛えることにつながるのです。

汗のニオイが変わったら要注意

汗をかくということは、体温調整であるとともに老廃物を体の外に出すという意味もあります。ということは、汗を出さないようにしてしまうと、老廃物は外に出ることなく、体内にとどまってしまうことになります。

老廃物とは、文字どおり、体内でいらなくなったものですから、そのようなものをいつまでも体の中にかかえていると、いいことはありません。

便をいつまでも排出しないでいると体に毒であるのと同様に、汗を出さないことも体に毒なのです。体内にとどまった老廃物は、別の部分への負担となり、これがさまざまな不調の原因となってしまうのです。

ですから、悪いものがあれば体の外に出すのがもっとも良い方法なのです。それが皮膚の働きを良くすることにもなり、同時に肺やその他の内臓を健康に保つことにつながるのです。

このことは、アトピー性皮膚炎や帯状疱疹のような病気にもあてはまります。実は、この二つの病気には、皮膚から毒物を外に出そうとする点に共通点があるのです。ところが、アトピー性皮膚炎の子を病院に連れて行くと、多くの医者はステロイド剤を塗って、懸命にアトピーを押しとどめようとしてしまいます。

しかし、これでは逆効果です。悪いものがあれば早く外に出せばいいのに、それを力ずくで止めようとしているようなものです。ですから、ステロイド剤で一時的に症状が良くなったとしても、必ずいつか再発してしまいます。しかも、そのときの症状は更に激しいものになります。

帯状疱疹も同様です。これもまた、毒物を集約したものが外に出てくる病気ですから、早くその毒物を出せば治りも早くなります。ところが、それを無理に薬で押さえ込もうとするために、何度も再発してしまうのです。

話をもとに戻しましょう。汗の成分の中には老廃物がいろいろと混じっています。ここから、汗のかき方がいいか悪いかを自分で判断することができます。

たとえば、普段から汗の出が悪い人は、だんだんと老廃物がたまり、汗が臭くなることがあります。大便でも、何日も体内にとどまっていると、外に出たときにひどい臭《にお》いがするのと同じことです。

一方、汗の臭いが少なければ、普段からきちんと汗をかいていることがわかります。つまり、皮膚の働きが活発であり、肺も丈夫であることがわかるのです。

体臭というのは体質や、食生活にも左右されますので、一概にはいえませんが、体の中に老廃物がたまっている場合には特有の体臭があります。

いつもより強く体臭がしたり、いつもと違ったイヤな臭いがするときは、体の中に老廃物がたまっている可能性が高いといえます。体調が良いときは、こまめに老廃物が出ているので汗の臭いも少なく、さらっとしています。ところが、体調が悪くなったときの汗は、粘っこくて臭いが出てきます。

もっとも、単に汗をかけばいいというわけではありません。本当に体がしっかりしている人は、緊張と弛緩《しかん》がちゃんとできるために汗腺の開閉がスムーズで、一気に汗をかいたあとは、すっと止まります。

これは、お風呂から上がったときによくわかります。お年寄りはお風呂から上がっても、なかなか服を着ないで、脱衣場でぶらぶらしています。なにもこれは、好きでぶらぶらしているわけではなく、一度開いた汗腺がいつまでも開いているために、なかなか汗が止まらないのです。

ですから、お年寄りはいつまでもタオルで体を拭いています。そして、いったん汗腺が閉じると、こんどはなかなか開きません。若い人がさっと体を拭いたらすぐに服を着られるのとは対照的です。

〝みぞおち〟でわかる人の寿命

汗の出る量だけでなく、汗が出る場所も人によって違うものです。背中に汗をかく人、顔に汗をかく人、腋《わき》に汗をかく人、さらにはへそから下は右側でへそから上は左側に汗をかくという人もいます。これは生まれながらにもっている体質的なものであって、汗の出る場所自体は健康、不健康とはそれほど関係がありません。

それでも、汗の出方で健康状態を測るためのチェックポイントがあります。それがみぞおちです。試しに、自分のみぞおちを触ってみてください。何となく湿っているような感触があれば、健康な状態といっていいでしょう。胸からみぞおちにすっと汗が流れているためだけでなく、みぞおちの箇処の内から汗がにじみ出ているので湿っているのです。これは、みぞおちがゆるんでいることも意味します。健康な犬や猫の鼻がいつも湿っているのと似たようなものです。

もし、みぞおちが乾いてカサカサしていたら、体調が悪いか、あるいはどこかに病気があるのかもしれません。もちろん、冬にはさほど汗が出ませんが、それでも健康な人ならばみぞおちがすべすべしています。

また、皮膚の上から健康状態がよくわかるチェックポイントが、もう一つあります。それは、膏肓《こうこう》という場所で、「病膏肓に入《い》る」ということばで知られているように、古くからここに病気が入るといのちが助からないといわれている場所です。胸骨（左右の肋骨が前側であわさったところにある骨）のちょうど真ん中あたりで、高さとしては心臓の少し下、みぞおちから上に上がってぶつかったところに位置します。昔の医者は膏肓のところを叩いてみて硬くなっていたら「ダメだ」とよくいっていました。いまはみな検査になりましたが。ここは急処です。みぞおちにも同じようにいのちの見定めをする「禁点」という急処があり、ここに大豆のような固まりが出てくると、一週間以内で亡くなります。私は何回かこういう物を見つけたことがありますが、四、五日か一週間で亡くなった方がいました。

健康体ならば、みぞおちとならんで膏肓もすべすべしています。また、年をとったり大病をしたりすると、膏肓の部分が乾いてきてカサカサします。そして、死ぬときには膏肓が硬くなるのです。

どちらも、肺に近い場所ですから、体全体のゆがみの影響がまともに表れるのかもしれません。いずれにしても、健康状態を判断するには最適の場所といっていいでしょう。

もう一つ、肺の強さを見るチェックポイントを紹介しておきましょう。それは、お尻です。お尻に弾力があって、しっかりしているほど肺が強い人です。お風呂に入ったときに、自分のお尻の形を鏡に映してみたり、触ってみたりしてみてください。どうも弾力がなくて、だらりとしていると思ったら、これまでの説明を参考にして肺の働きを高める必要があります。

歩き過ぎる人が健康にならない理由

ところで、呼吸器や循環器を鍛えるというと、ではいますぐに運動をしようと思う人が多いことでしょう。しかし、ちょっと待ってください。やみくもに運動をすると、かえって健康を害してしまうこともあるのです。

最近は、健康がブームとなっているようで、ウォーキングやジョギングをしたり、スポーツジムに週何回も通う人が少なくありません。どうやら、動かないと体がなまって老化につながると考えているのでしょう。

外に出てみると、年をとった人たちが健康になろうとして、万歩計を身につけて、ひたすら歩いているのを見かけます。しかし、歩いて健康になる人もいる一方で、歩いて具合が悪くなる人もいることを知っておく必要があります。中には、歩き過ぎて肺を壊す人さえいるのです。

もっとも良くないのは、万歩計の数字とにらめっこして歩いている人です。「今日は一万歩を超えた。よく歩いた」と安心しているのでしょうが、歩数自体にはそれほど意味はありません。多く歩くことよりも、歩き方のほうがよほど重要です。

そもそも、人によって体つきも違い、内臓の力も違います。一万歩歩いて元気になる人もいれば、その半分の五千歩で元気になる人だっているのです。中には、ほんのわずか歩いたぐらいが一番いいという人もいます。それを一律に「一万歩」と決めつけてしまうのは適切とはいえません。キリがいいところで決めたのでしょうが、この数字をクリアしようとして無理をして肺を壊す人もいるのです。

というのは、骨盤のところに呼吸器の急処があるのですが、疲れてくるとどうしても骨盤が開いて下がってきてしまいます。するとどうなるかというと、肋骨が連動して硬直して、その中におさまっている肺に大きな負担がかかってしまうのです。

黒人のようにヒップアップして骨盤が締まっているような体格ならば、どんなに歩いても走っても肺に負担はかかりません。また、背骨の湾曲がしっかりしていますから、それがバネになって首の重みを支えるとともに、地面に足がつくショックを吸収してくれるのです。ですから、そういう人たちは、アフリカの草原を二日でも三日でも歩くことができるわけです。日本人にはとても真似《まね》ができません。

もちろん、中には骨盤が締まっている日本人もいることはいます。そういう人は、一万歩歩いても物足りないことでしょう。一方で、骨盤が下がった老人は、背骨の湾曲もなくなっていて首を支えるだけでも大変です。足がつくショックを吸収することができないので、少し歩いただけでも肺や膝に負担がかかってしまいます。

要は、自分の体の状態をよく知って、それにあった運動をすることが大切なのです。だれもが一万歩を歩けば健康になるといったものではありません。

ダイエットの危険な代償

最近になって私が気になるのは、日本人の姿勢がひどく悪くなってきたということです。ひと目見て、肺が弱いとわかる子が多いのです。いったいなにが原因なのでしょうか。私は、この大きな原因の一つは親にあると考えています。肺が弱い親からは、やはり肺の弱い体質をもった子どもが生まれがちであることは、否定できません。

中でも問題なのは、やせることばかり考えている女性です。これは、日本のファッションやメディアにも責任があると思いますが、なぜあれほどやせることばかりが奨励されているのでしょうか。

そして、驚いたことに食事をとらないことによってやせようとするのです。体力を保ったままやせるためには、体を整えることが第一なのに、ただ食べるものを減らせばいいと考えている人が何と多いことでしょうか。これはあまり頭の良いやり方とは思えません。

このようにして、日本の女性は若い時期の一番栄養が必要なときに、十分に栄養をとっていないために、肺が弱くなってしまっているのです。この点は、人間でも植物でも同じことです。植物にも、いま肥料をやらなければいけないという時期があります。その機会を逃すと、いくら肥料をやっても意味はありません。

人間も同じことで、母親がきちんと栄養をとるべき時期に栄養をとらなかったために、子どもも肺の弱い体質をもった子が生まれやすくなるのです。これでは、おとなになって立派な体になるのはかんたんではありません。さらに問題なのは、自分自身がきちんとした食生活をしてこなかったから、産んだ子どもに対して、いつどのような栄養を与えればいいのかということが本能的にわからなくなっている点です。

そこで、自分がいま食べているものがいいと思って、それをせっせと子どもに与えているわけです。おとなの体にとっていいものと、子どもの体にとっていいものとは違います。その最たるものが赤ちゃんの離乳食です。一生のうちでももっとも成長するこの時期に必要とされるのは、良質な動物性タンパク質です。それを、エネルギーをさして必要としない老人のように野菜や穀物などを与えて「自然食」などと称し、親が自己満足している姿には、おかしさをとおりこして、いきどおりを感じます。なぜ、赤ちゃんの体の自然な要求に耳を貸さないのか不思議でなりません。そうして、子どもの一番大事な成長過程において、間違ったことをやってしまっているのが、いまの日本の現状です。おそらく、そうして育てられた子どもは、やはりその子どもに同じことを繰り返すことでしょう。私は、将来の日本人がどうなってしまうのか、心配でなりません。

若いうちから肺の働きを高める方法を知っていれば、肺をどんどん使うことによって体の機能が活発化してきます。そうすれば、まわりの環境が多少変わっても惑《まど》わされることはありません。それに対応する体をつくることができるのです。親が正しい体の整え方を知れば、それは子どもにも伝わっていくことでしょう。

そして、体が健康になれば、それと一体になった心も健康になります。病気にもなりにくく、うつ病やさまざまな心の病にも悩まされることがなくなり、自分の能力を一〇〇パーセント発揮できる人間に育つことでしょう。

肺を鍛え、体をゆるめることは、いってみれば人生をどれだけ有効に過ごせるかを左右するほど重要なことなのです。

体を読む豆知識

その3

◎姿勢が悪い人は「肺」が弱い◎

体のゆるみや硬直を左右するのは、肺の力です。肺が正常に働いている人は、肺とつながっている胸椎や肋骨に弾力が出て、自然と胸がひらき、良い姿勢を保つことができます。反対に肺の力が弱い人は、自然に萎縮して、どうしても前かがみの姿勢になり、猫背になっていきます。背中の肩甲骨が内に締まっている人は肺が丈夫な人です。

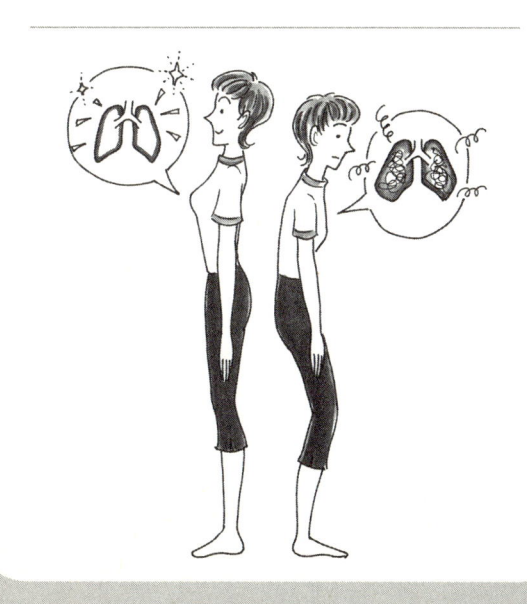

4 章

“ゆるんだ体”にストレスがたまりにくい理由

整体は心も健康にする

体が元気になると心が元気になり、心が元気になると体が元気になるという例はよく耳にします。

そんないい例が、ガンで余命があと何ヵ月といわれた人が、整体をはじめとする、いわゆる代替療法で寿命が延びたという話でしょう。テレビや新聞では信じがたい話として扱われることが多いようですが、考えてみればそれほど不思議なことではありません。

私がいままで見てきた人の中にも、そういう例がいくつもありました。

整体によって、体内に滞っている老廃物が外に出たり、体のゆがみを直したりしていくうちに、体はしだいにラクになっていきます。体がラクになれば、寿命が延びるのも当然のことではないでしょうか。

ところが、ガンを攻撃するために抗ガン剤を打ったり、放射線をかけたりするのは悪いものはとってしまえばいい、抑えてしまえばいいという方法です。しかし、ガンのように不要なもの、害のあるものは、自然に破壊し、排泄してしまうのが本来の体の働きです。なぜガンのようなものが体にできたのかという原因を究明することなく、外からの助けによってガンを取り除いたり、抑えつけても、かえって体本来の働きを怠けさせることになり、また再発の危険性も抱えこんだままということになります。

それに、抗ガン剤や放射線は元気な体にとっても非常に苦しいものです。それは手術にしても同様で、ましてやこれを体力のない病人に行えば、大変な負担であることはまちがいありません。そのような負担を体にかけたうえで、さらにガンとも闘えというのは無理というものです。「自分は不治の病、ガンだ」と心に刻みこまれる。治療は苦しく、しかも体はラクにならないとなれば、心はすでに「死の方向」に向いてしまうものです。そうなると、これを転換することはなかなかむずかしいことです。逆に何らかのきっかけで、心が生きる方向に切り換えられれば、ダメと思われる病気も知らず知らずに治ってしまうことはよくあることです。整体でガンが好転する理由は、体をゆるめてラクな状態に導くことで体の働きを高めることに加えて、このような心理指導を行なうことにもあります。

思いこみが病気をつくる

心がラクになったために体が良くなることもあれば、その逆もよく見かけます。たとえば、それまで健康であった人が、自分にどんどんとストレスをかけて心をいじめていくうちに、体を壊してガンになるという例も少なくありません。

最近ちょっと問題だと思うのが、あまりにも高性能になり過ぎた医療機器です。そもそも何十年も生きてきた人ならば、そんな最新鋭の機器で体を調べてみたら、どこかに不具合の一つや二つは見つかるものでしょう。

実際に、人間ドックや会社の健康診断を受けて、ひっかかってしまう人はたくさんいます。気の弱い人は、なにか影らしきものがありそうだといわれると、ガンじゃないかと心配になり、要再検査となると、もうダメだと思い込んでしまいます。

そうなると、再検査の日まで緊張状態がつづき、動悸《どうき》がしたり夜眠れなくなったりして、しまいには体じゅうが硬直してきます。

人間の心というものは、いったんダメだと思うと本当にダメになるものです。そうして、自分で自分をダメにしてしまうと、ガンではないにせよ、精密検査で本当に病気が見つかってしまうことがあるのです。

ところで、最近では出血性の腸炎という病気が増えています。ストレス社会になったのが原因だとされていますが、実はこんな病気は昔からあったものなのです。ただ、昔の便所は汲み取り式で下が暗かったために、便に血がついているかどうかなどわかりませんでした。そのために明るみに出なかったというわけです。

ところが、いまは便所が明るくて水洗だから、便器にぱっと血が広がってしまいます。それを見た瞬間に、「やられた！　大腸ガンだ」と気が動転してしまいます。そうなると悪くしたもので、血というものは本人が驚くといくらでも出てしまうのです。

かと思うと、本人が気づかなければ、大ケガをしても痛みも出血もないということもあります。以前アメリカで、自分がナイフで刺されたことも気がつかないで、ナイフを刺したまま家に帰ったおばあさんがいて、家族がびっくりしたというニュースがありました。気がつかなければそんなものです。

出血性の腸炎も、昔は気がつかないうちに治っていたものが、いまでは便器についた血を見て動転しているうちに、だんだんと悪化していってしまうのです。

医療界では早期発見を最優先するようになってから、元気な人までを対象にして検査するようになりました。たしかに、それで助かった人もいるでしょうが、逆に多くの病人をつくってしまったという面もあります。

そもそも、昔にくらべて医療機器や製薬技術が格段に進歩したばかりか、病院や医療機関、医者の数も増えているのに、なぜ病人がなくならないのでしょうか。それどころか、実際には昔の何十倍もの病人がいるのです。どう考えてもおかしな話ではありませんか。人は病気になるのではなく、病気にされているのではないでしょうか。

これは、医者だけの問題ではありません。昔の人は少々のことではびくびくしないで暮らしていて、黒い便が出ようが、緑の便が出ようが気にしませんでした。血が少し混ざっていたなとわかっても、いろいろな病名を知らず、また、そのような知識をもち合わせていないので、あわてる術を知らなかったのでかえって良かったのかもしれません。疲れているからだと納得していたものです。

ところが、いまはどんな人にも中途半端に医学の知識があるから、ちょっとした症状を気に病《や》んでしまい、ひいてはそれが体を病む原因となってしまっているのです。このようなときは、体と心が一体であることがかえってマイナスを引き出してしまうような気がします。

盗癖の原因も心ではなく体

このように、本人の気のもちようによって、体に病気をつくることもあれば、病気を治すこともあります。文字どおり、これが「気」の働きといっていいでしょう。

「気」とはどういうものか、それを説明するのは難しく、人によっていろいろな考えがあるようですが、私はこう考えます。

つまり、人間の体は細胞でつくられているのですが、その細胞を最後まで分解していくとなにもなく、そこには「気」というものしか残っていないと感じるのです。そして、「気」こそが、昔から、魂《たましい》と呼んできたものではないかと思います。つまり、その「気」が集まったものが一つの細胞であり、さらにその細胞が集まって体がつくられる。そこではじめて生命ができて、魂が宿るのではないかと思うのです。

ガンができるような人は、もともとガンができやすいなにかを体と心の中にもっていたと考えたほうがいいかもしれません。そういう人は、心の方向性や体質を変えないかぎり、いくらガンを切除しても、根本的な解決にはならないのではないでしょうか。

では、気持ちを変えるにはどうしたらよいか。これは口でいうのはやさしいですが、そうそうできることではありません。日本人は「気持ちを変えろ」といわれれば、わからないままに納得して、ただやみくもに努力するでしょうが、実際に変えるのは難しい。外国人はどうするかというと、「ではどうしたら心を変えられるのか？」と聞いてくるでしょう。

それには、気持ちを変えようと頭で努力するのではなく体のほうを変えたほうがかんたんです。大切なのは、体の硬直をゆるめること。体がゆるんだ状態ならば、つねに良い心理状態を保つことができます。それによって、ストレスに強い体になり、体力のある体ができてくるというわけです。

心と体が一体であることを示すこんな例があります。

五十代の奥さんなのですが、金に困っているわけでもないのにスーパーで繰り返し万引きをするというのです。これが何回かつづいたところで、警察でも病気ではないかということになりました。そして悩んだ旦那《だんな》さんが私のところに相談にやって来たというわけです。

さっそく奥さんを診たところ、婦人科系から起こったことが原因で体の一部に硬直を起こして、心理的に追い詰められた状態になっていたことがわかりました。そのために、月に一度の生理の直前になると盗癖が出てきて、万引きをしたくてしょうがなくなるのです。

ところが、整体をつづけて体がゆるんでくると、そういった気持ちが起きなくなったというのです。このことからも、奥さんの盗癖は、単なる心の問題ではないということがよくわかると思います。一般に盗癖は、脳、肺、骨盤内など体の一部分が何らかの要因によってホルモンなどの流れが悪くなり機能障害をきたすことからはじまります。

これは特別な例かもしれませんが、もう少し日常的にも体の状態の変化が気のもちようを左右することはあるものです。たとえば、空腹のときにクルマを運転すると、やたらにスピードを出したり、ほかのクルマに対しても攻撃的になったりする人がいます。ところが、同じ人でも十分に腹が満たされていると、落ち着いた運転をして、人が割り込んでも腹を立てないといったことはあるものです。

肺が弱い人はイヤなことがなかなか忘れられない

現代人は頭を使う仕事が多く、とくに都会ではストレスが多く、頭や体が硬直している人が多いといわれています。

しかし、ストレスが多いのは都会だけではありません。田舎《いなか》でもストレスは多いのです。都会の人でもストレスに強い人がいたり、田舎でストレスに弱い人がいたりするのもその人のもっている肺の力なのです。都会のスモッグの中でタバコを吸っている人が健康で長生きしていて、田舎の空気の良いところで結核や肺の弱い人が多く、早死にするのもその人の肺（呼吸器）の強さに関係しているのです。

肺の弱い人は臆病で、上司にちょっと注意されただけでも一週間ぐらいうじうじと悩んでいることがあります。また、一言からかわれただけで、生涯いじめにあってるようなことをいうのもこのタイプです。

肺と心は、あまり関係なさそうに思えるかもしれませんが、呼吸器と脳や神経叢の働きというのは非常に深く関連しているものなのです。つまり肺は心理的な面をはっきり表しているところであり、眠りにもまた関係が深いのです。加えて、肺はホルモンの分泌や神経の流れにもかかわっているために、肺が弱いとそういった働きも鈍り、心のコントロールができなくなってしまうのです。

また、肺が強ければぐっすりと眠ることができますので、緊張や硬直をゆるめる点でも有利といえるでしょう。これに対して肺が弱い人は、熟睡ができにくいので、肉体的や精神的な疲れを解消することができず、いつまでも疲れを引きずることになります。その結果、疲労をためやすい体質となってしまい、ひいてはガンや脳卒中のような大病をしやすくなってしまいます。

このように、肺と心もまた一体なのです。こんなことからも、肺がいかに重要な器官であるかがわかると思います。現代人にとっての肺の重要性は、もっと一般にも広まってほしいものです。しかし残念ながら、まだまだこのことを知る人は少ないのです。

もっとも、ほんの少し前までは、心と体が一体だということも信用されていませんでした。私たちが「心と体は一体だ」といっただけで、人びとは笑ったものです。いまでは、心と体が別々だといったほうが笑われるでしょう。時代はわずかしか変わってないのに、何という変化でしょうか。いや、それどころか、「気」や経絡《けいらく》、はては鍼《はり》、灸《きゅう》でさえ、以前は非科学的なものだといわれていたものです。いまでは「第二の医学」などといわれ、医療に一部行きづまりが表れるにつれ、とくにその有効性がクローズアップされるようになりました。

それを考えると、肺がいかに大切かということも、つづけて世の中に訴えていけばあと何年かのうちに人びとの常識になってくるのではという期待をしています。

肩の角度に出る心の状態

心と体は一つですから、気持ちが重くなると体も重くなってきます。すると、無意識のうちに上胸部を落としたり、次いで体をねじってバランスをとろうとするようになります。そんなとき、調整には、やはり上部胸椎、それに首を見るのですが、この部分は余程熟練したプロでなければ難しいのです。

精神的な状態が悪くなってくると、極端な場合には首の硬直やゆがみがでることもあります。また時に上胸部から外側の肩部にかけて力が流れている場合があります。証明写真を撮るときに、自分ではまっすぐ座っているつもりなのに、写真屋さんから「右肩を少し下げて」などといわれた経験があると思います。肩は動きやすいところですから、気持ちや体調の変化が、すぐに表面に表れる場所だといっていいでしょう。上胸部の変化を肩や首で調整しているためなのです。ですから、肩を見ればその人の心が意外と表に出て判断しやすいのです。

顔に表情筋というものがあって、その筋肉の動きによって感情を表現しているのは、ご存じのとおりです。これに似たことは、肩にも当てはまります。道を歩いていて、前を行く人の背中から肩を見ていると、顔を見なくても、その人の精神状態がうかがえるものです。

たとえば、ものすごく腹を立てていて、いまにも喧嘩《けんか》しそうな人は必ず体をねじっています。これは、格闘技の構えと同じで、いかにも挑戦的な印象を与えます。もちろん、本人は無意識のうちにそういう姿勢をとっているわけです。

また、肩は心の状態だけでなく、体の状態を表現する場所でもあります。たとえば、肩こりで悩んでいてマッサージに行っても、すぐにまた肩が硬くなるという人がいます。それは、硬直している体の不調を、肩で調整しているからにほかなりません。いい換えれば、つねに肩が硬直するというのは、ほかの内臓や脳などの器官のどこかに原因があると考えたほうがいいかもしれません。

もっとも、硬直が肩に出るうちは大丈夫。肩に硬直が表れないと、そのまま硬直が首に進んでしまう恐れがあるからです。そして、脳の血行障害を起こすのです。

かといって肩こりを甘く見ていると大変なことになる場合もあります。実際に、ガンや脳卒中という大病の前に、肩がひどくこったり、痛んだりすることがあるからです。悪くなった血行のバランスをとっているうちに、肩にしわ寄せがくるのでしょう。

なぜお尻が上がっている人は出世しやすいの?

このように、体の部分を見て、その人の気持ちや性格を知ることは、実は昔から行われていました。たとえば、ある女性は、自分の母親から「お尻がぐっと上がっている男の人は将来出世するから、そういう人と結婚しなさい」とアドバイスされたといいます。
たしかに、お尻（腰）が上がっている人は、肺が強く背骨がしっかりしているので、行動的であるということはいえるでしょう。体力があって、よく働くから結婚相手にはいいかもしれません。一方、お尻が下がっている人は、肺が弱くて背骨が曲がっているので、行動に出るのがおっくうで口先だけになる傾向があります。

ところが、いまでは、このような体に対する知恵がなくなってきました。「知恵熱」ということばも、ほとんど死語同然です。「赤ん坊が熱を出したら知恵熱で歩いたり、しゃべったりするようになるよ」などといっていたおばあさんは、ほとんど消えてしまいました。

それどころか、母親と赤ちゃんの関係も様変わりしています。昔はだれもが自分の赤ちゃんをきちんと抱いていました。子育てをしているお母さんはたくましかったものです。ところが、いまでは母親の肺が弱く、しかも腕に力がないから赤ちゃんを長い間抱いていられません。そして、それを肺（肋骨）で支えるようになり体をたやすく壊してしまうのです。

ところが、これは赤ちゃんのほうにも原因があります。昔の赤ちゃんは、抱き上げるとぴったりと吸いつくような感じで抱きやすかったのですが、いまの赤ちゃんはそうではありません。ある母親は「子どもを抱いても、くっついてこないから、とても疲れる。しかも子どもが軽いのになぜ疲れるのか」と長い間思ったそうですが、それは吸いつくような力をもち合わせていないからなのです。

最近は軽い子どもが多く、昔のように重い子どもはまれです。しかし、軽いのに疲れる子どもが増えました。とくに古くからいる保育園の先生は、この現象に気づいているといいます。最初のうちは、自分が年をとって力がなくなったからだと思うのですが、実は赤ちゃんのほうに原因があったのです。

これは、赤ちゃん自身の肺の力がなくなってきたことが最大の理由です。肺が強ければ、赤ちゃんも落ちまいとして、ぴったりとくっついてくるのですが、いまの子はそれができません。抱いているうちに右へ左へと逃げていくので、しょっちゅう抱き直さなければならないのです。背中におんぶしても、ズルッと下に落ちていってしまいます。

こういったものも、たびたび書いてきたように、親から受けついだ体質的なものが影響していると思います。そして肺の弱い、さまざまな面で許容範囲の狭い者同士が共同生活をするのですから、さぞくたびれることでしょう。

これで一つの限界を迎えるのが反抗期でしょう。昔の子にも反抗期はありましたが、肺が強かったから人のいうことを聞くだけの我慢強さがあり、反抗といってもいまどきにくらべればかわいいレベルでした。

ところが、いまの子は肺が弱いから呼吸が浅く、我慢がききません。それでキレるという事態に陥ってしまうのです。親もまた肺が弱い人が多いので、たがいにへたをするとブレーキがきかずにとんでもない事件を引き起こしてしまうのです。

聞き上手な人は呼吸が深い

肺が丈夫な人は、呼吸器がしっかりしているので呼吸が深いという特徴があります。そ

体を読む豆知識

その4

◎肺と心は一つ◎

呼吸器はホルモンの分泌や神経の流れにかかわっているために、肺が弱いと、その働きが鈍り、心のコントロールができにくくなってしまいます。肺が強ければ熟睡でき、緊張や硬直がゆるみやすくなり、いろいろなストレスにも強くなります。肺が弱い人は、気づかないうちに肉体的、精神的な疲れをためやすいので注意が必要です。

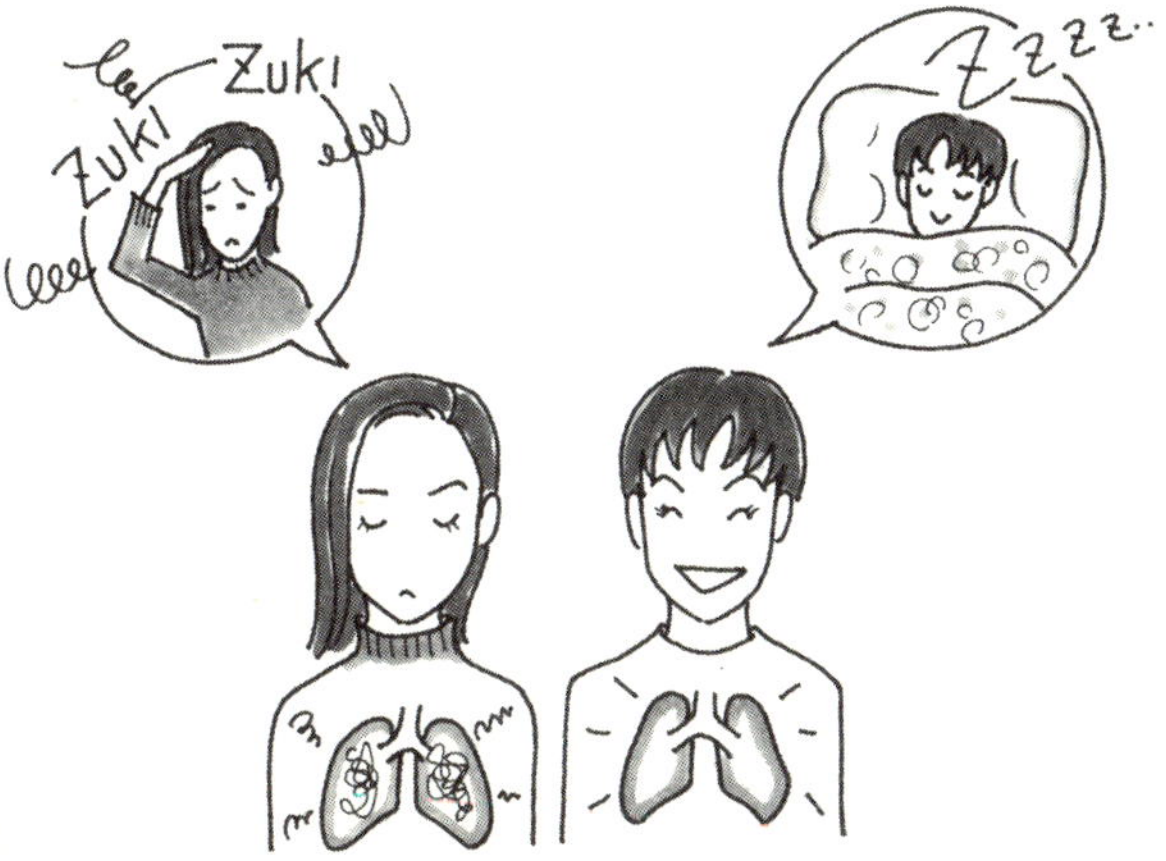

して呼吸が深い人は、相手の話をしっかりと聞くことができるのです。私は、取材やインタビューを受ける機会がよくあるのですが、そんなとき、聞き上手な人は肺が丈夫だという印象を受けます。とくに外国人にその傾向を強く感じます。

これを応用すれば、人の話をよく聞ける人間を育てるには、呼吸を深くする方法をとり入れればよいということがわかります。深呼吸をすると気分が落ち着くというのも、やはり同じことです。整体法の中にも、深い呼吸を誘導する「深息法」というのがあります。

この深息法はしょっちゅう行なってもさしつかえありません。その都度気持ちの落ち着きを感じますから、下腹部に力のない場合にはとくにこの呼吸法をすすめます。普段からそういう訓練をしておくと、落ち着かなくてはいけない場面になったときに、意識しなくても体が思い出して自然に深い呼吸ができるようになります。

鶴や亀は長生きで知られていますが、どちらも首が長くて、鼻から空気を吸ってからの距離が長い。つまり呼吸が深いから長生きするのです。小鳥のように鼻からの距離が短く、呼吸が浅い動物は概して寿命が短いのです。このことからも、深い呼吸をしている人は長生きをするということがわかります。

ビジュアルで見やすい、わかりやすい！

B5判図解・図説シリーズ

- 図解決定版 **モノの原価がわかる** ㊙情報取材班［編］ 意外に知らない「儲け」のカラクリを徹底公開！ 893円
- **100円収納の裏ワザ便利帳** 市川る浬［監修］ 100円グッズでグイグイ片づく、達人の使えるアイデア！ 893円
- 図解 **為替のカラクリ** 松尾健治 外貨預金や米国のマネー戦略……お金の流れが見えてくる！ 1050円
- 図解 **仕事で使える【情報】便利帳** 知的生活追跡班［編］ 「困った」「わからない」……とっさの判断に応える虎の巻 1050円
- 図解推理 **迷宮の日本史** 歴史の謎研究会［編］ 闇に消えた「事件」の真相に迫る、日本史推理の決定版！ 1050円
- 図解推理 **世界史謎の収集** 歴史の謎研究会［編］ 世界史に隠された38の謎の記憶を辿る！ 1050円
- 実践図解ノート **成功する週末起業** 藤井孝一 「夢」を実現させる、とっておきのコツ、教えます！ 1050円
- **「豆乳」でキレイになる！** 中澤勇二［監修］ 小池澄子［協力］ ダイエット・美肌・生活習慣病に効くパワーの秘密 1050円
- **株に稼いでもらう本** 川口一晃 いま話題のペンタゴン・チャートの書き方も公開！ 1155円
- 図説 **5分でわかる日本の名作** 本と読書の会［編］ 日本文学の金字塔45編の本当のおもしろさを知る 1050円
- 図説 **5分でわかる世界の名作** 本と読書の会［編］ 世界文学の金字塔45編の新たな魅力が発見できる一冊 1050円
- 完全版 **日本史の全貌** 武光 誠 古代から近現代まで、時代の流れが一目でわかる！ 1292円
- 図説 **幕末維新の歴史地図** 河合 敦［監修］ 時代を動かした44の歴史群像、その全真相！ 1050円
- 図解 **これから5年 日本はこう変わる！** ライフ・リサーチ・プロジェクト［編］ 38の超重要キーワードで、激変する社会の動きが見える！ 1050円
- 図解トレーニング **身体意識を鍛える** 高岡英夫 話題のベストセラーにB5判「実践編」が登場！ 1050円
- **快感！収納生活コツのコツ** 板垣康子 テレビでおなじみの収納名人が「カタのつけ方」教えます 1050円
- 図説 **世界で一番おもしろい世界史** 歴史の謎研究会［編］ 歴史を変える舞台となった42の街で展開されたドラマ 1050円
- 図説 **地図とあらすじで読む歴史の名著** 寺沢精哲［監修］ カエサル、マルコ・ポーロたちが描いた歴史の実像 1050円

INTELLIGENCE PLAYBOOKS こころ涌き立つ「知」の冒険への新書

プレイブックス インテリジェン

- **日本** 正月、豆まき、大安吉日、厄年……
- **色の名前で読み解く日本史** 中江克己 「緋」「蘇芳」「鳶」「二藍」……古から受け継がれた日本人の美の心 788円
- **「頭がいい」とはどういうことか** 米山公啓 記憶力がいい、IQが高い、理系脳……は必須条件なのか？ 735円
- **「お葬式」の日本史** 新谷尚紀 初めて火葬された人物、位牌・香典の意外な由来…… 735円
- **世界遺産 新たなる謎の発見** 寺沢精哲［監修］ 古代都市、遺跡群……34の歴史の迷宮に、いま分け入る 788円
- **「伝統の町並み」の歩き方** 保岡孝之［監修］ 祇園の茶屋町、神戸の港町……各地に残る国宝級の町61 819円
- **「口コミ」の経済学** 田中義厚 人が人を呼ぶ"ブーム"の作られ方 735円
- **幻の地酒尽くし** 唎酒師が選ぶ蔵元の銘酒 木村克己［監修］ 蔵人の卓越した技が生む、ほんものの味の深さに酔う 788円
- 日本映画の
- **妖怪と絵馬と七福神** 信仰と民族——人はなぜ信じるのか
- **本格焼酎を究める** 橋口孝司［監修］ 芋・麦・米から黒糖・泡盛まで 735円
- **"右脳"でラクに覚える英単語** 若桜木虔［監修］ 「速読のプロ」が教える、イメージ学習の決定版 767円
- **ことわざクイズ ネイティブ英語の学習帳** 牧野高吉 ことばがわかる、文化がわかる276問 735円
- **日本人のためのワンフレーズ中国語** 武永尚子［監修］ 漢字を使う日本人ならではの中国語"近道"講座 788円
- **たった100単語の英会話** 海外旅行編 晴山陽一 グルメ・観光・ショッピング……旅が100倍楽しくなる 767円

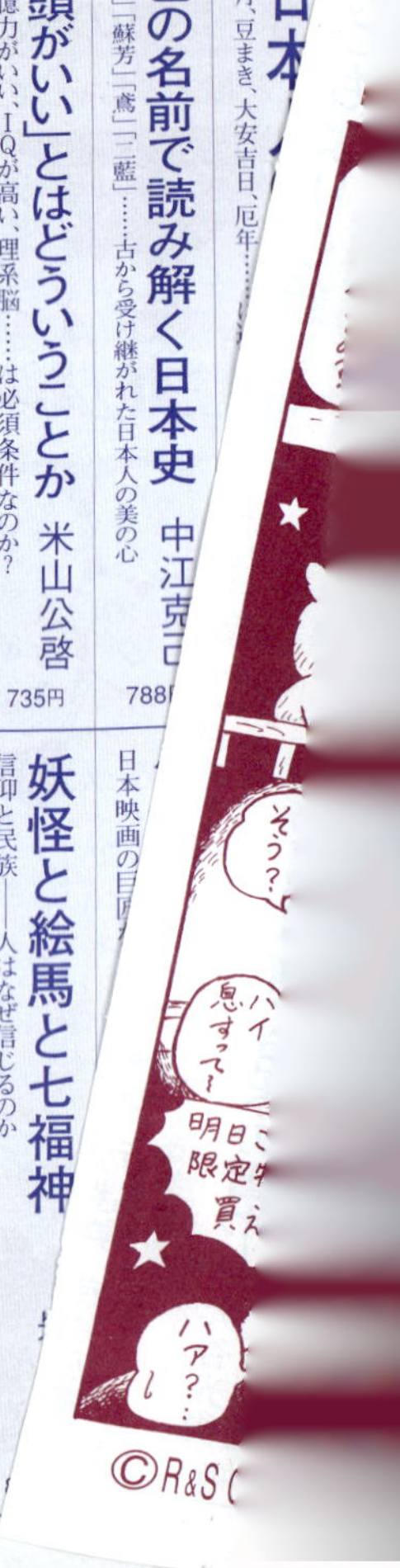

5○章

体のサインを見逃さない!

「何となくだるい」原因はここでチェックしよう

心や体の不調は、さまざまな形で体の各部分に表れてきます。体の表面に症状が表れた場合、とかく現代の医学では具合が悪くなった部分によって、目なら眼科、胃なら消化器科というように、細かく区分されて対症療法をするのが当たり前になっています。

しかし、心と体は一つなのですから、その部分だけを見ているのでは、根本的な治療にはなりません。根本的に治療をしようとするならば、つねに体全体を見渡すことができなくてはならないのです。

そこで、この章では、体の表面に表れた症状によって、体全体を読む方法をご紹介しましょう。症状から体を読むことができれば、不調をいち早く治すことができますし、普段から健康を維持することが可能になります。

ここでは、部位別に症状を分類しましたので、ご自身はもちろん、家族の体を診ながら、健康度をチェックしてみてください。

顔・頭部・首

福相と貧相の違い

周囲の人を見渡すと、良い顔と感じる人もいれば、不細工《ぶさいく》に感じる顔の人もいます。この違いはどこにあるのでしょうか。目や鼻や口といった造作が、きちんとしている人が良い顔だと思われがちですが、必ずしもそうではありません。

試しに、良い顔だといわれている人をよく見てみるといいでしょう。左右の目の形がけっこう違っていたり、鼻が少し横に曲がっていたりするかもしれません。また、たとえ不細工といわれている人でも、目、鼻、口のそれぞれを見ると意外に整っている場合があります。

実は、良い顔というのは、目、鼻、口が中央にまとまっている顔なのです。このような造作が真ん中にきっちりと集まっていると、良い顔に見えます。

逆に、造作がきちんとしてても、それぞれが外へ逃げているように感じられる顔は、不細工に見えてしまうのです。

良い顔、福相の人は、顔の中央に力が集まっておだやかなので、見るからに福が集まってくる印象を受けます。中央部に力が集まり、しかも外側に肉がついています。また、頬骨もしっかりと盛り上がり、その周辺にも肉がついています。メリハリのある顔といっていいかもしれません。

ところが不細工な顔、貧相な人は、中央部の肉がげっそり落ちていて、顔の側面の力が下に流れ、頬骨にもメリハリがありません。締まりがなく、いかにものっぺりとした印象を受けます。

目と目が離れている人がいますが、これはまた別の話です。目の間が離れていても、顔の中央の線に力が集まっていれば美人に見えるものです。

また、同じ人であっても、そのときどきで顔が違って感じられるときがあります。とくに、大病をする前には、たとえ表面的には元気そうでも、顔の中心の力がふっと抜けて感じられるときがあります。

私の経験でも、こんなふうに感じられたときには「気をつけてください」と伝えるのですが、やはり、一週間か十日くらいで病気になったり、悪いときはそのまま亡くなったりということもありました。

おそらく、定規で目、鼻、口の位置をはかっても、普段とは違わなかったのではないかと思います。ところが、いつもは真ん中に集まっている力が、ふと外に逃げるように見えるのです。

病気でなくても、相手が話に退屈しているときや嫌な話題になったときに、表面的には変化がないのに、表情のどこかから相手の不満や不快を読み取ることができるでしょう。それと似たようなことと考えるといいかもしれません。

それでは、貧相の人が福相になるにはどうしたらいいでしょう。整形手術をしないかぎり、そんなのは無理だという人がいるかもしれません。しかし、顔の造作を変えるわけではありませんから、福相になることも十分に可能です。自らの福相を求めるならば福相の人を求めればいいのです。福相の人とつき合うことで自ずと福相がつくられるのです。

また、6章で紹介している体操や呼吸法をすることによって、体をゆるめることが大切です。体をゆるめると心もおだやかになり、性格の良さが顔に表れてきます。また、体がゆるんでくると肩甲骨、骨盤が内に締まり、これが連動して後頭部が引き締まります。これがその人の人相をつくるのです。性格の良い人というのは、性格の良い人のまわりに集まってくるものです。こうして、福相を心がければ、福が福を呼んでくるのです。

ところが、不思議なことに、貧相な人のまわりには貧相な人しか集まりません。そして、貧相な人は、自分で選んで貧相な道を歩んでいくのです。

体をゆるめると同時に、普段からメリハリのある生活を心がけることも大切です。いつも昼前まで寝ていたり、来る日も来る日も、ぼんやりとテレビばかり見ているといった生活をしていると、顔のメリハリもなくボーッとした顔になってしまいます。

偏頭痛や視力のアンバランスが人相を変える

人間は、体の内部に不調や異常が生じたときに、その発生した箇処に応じて、肩（肩甲骨と鎖骨、上腕骨）と腰（股関節《こかんせつ》、腸骨）と後頭部の三ヵ所で調整をとり、バランスをとろうとします。いい換えれば、肩、腰、後頭部というのは、ゆがみ（ねじれ）が起きやすい場所でもあるわけです。

このうち、呼吸器系統に異常があると最初肩にゆがみが出て、目に関係する腎臓系統や消化器系統、婦人科系統の場合は腰に影響が出ます。

　これに対して、偏頭痛や首の筋肉の硬直、あるいは左右の視力や聴力のアンバランス、ものを噛むときの左右のアンバランスがあると、後頭部でバランスをとろうとするのです。その結果どうなるかというと、顔の筋肉に影響がおよび、人相までもが変わってくる場合があります。

　逆に、腰が下がったり、ねじれたことによって、それに連動して後頭部に影響を与え、首の硬直やねじれが起き、それが原因となって聴力や視力が落ちるということもあります。これが進むと悪循環となり、どんどんと視力や聴力が低下し、同時に人相も悪くなってしまいます。

　そんなことのないように、普段から肩や首の筋肉をゆるめるには腰を強くすることです。

　ちなみに、首を触ってみてどちらか一方が硬いときは、そちらの側の神経系統の伝達が悪くなっていると考えたほうがいいでしょう。右が硬いときは運動神経の伝達が鈍く、疲れていて、左が硬いときは迷走神経に関連が深いのです。そんなときは、揉《も》んでこりをほぐそうとすると、揉んだ直後は気持ちがいいのですが、そのあとでそれまで以上に硬くなってしまうので注意してください。

顎が出てしまう人が陥りやすい悪循環

普段から顎を出している人をよく見かけます。これは、この本で繰り返し述べてきたように、体の土台となっている骨盤が下がり、背骨の湾曲がうまく保てないことが原因となっています。そのままではうまく立っていることができないので、顎を出すことによってバランスをとっているわけです。

ひどく疲れた状態を指して「顎を出す」といいますが、これも同じことです。人間は、疲れてくるとだんだんと腰が下がるので、それにともなって顎が出てくるわけです。

小中学校で、顎を出している子に「顎を引け」などと先生がよくいいますが、そのしくみがわかっていれば、これは無理な注文だということがおわかりでしょう。

骨盤が下がっている状態のままで無理に顎を引こうとすると、こんどは顔が下を向いてしまいます。

顎が出ないようにするには、背骨や骨盤に弾力をもたせることによって、ヒップアップするのが効果的です。腰が上がっていけば、顎はしぜんに引かれていきます。

ところで、顎が出てくると、座っているときに頭が重くなるので、どうしても頬杖をついて支えようとします。はじめは片手で頬杖をつくのですが、それでも支えきれなくなると両手で支えるようになります。

ですから、子どもが頬杖をついていたら要注意です。そのままでは、背骨の正常な湾曲がなくなり、本来の形から極端にはずれた湾曲（例えば猫背）になり、骨盤が下がってしまいます。全体の姿勢をチェックし、生活習慣からあらためる必要があるでしょう。

骨盤が下がることは、普段の姿勢にも関係しています。とくに、成長期の過程で姿勢が悪いまま育っていくと、そのまま悪い型にはまってしまい、それが癖となっておとなになっても修正が効かずうまく姿勢を保つことができにくくなってしまいます。成長期の子どもの姿勢には、十分に注意を払ってください。

また、顎が出るのとは対照的に、うつむきがちな人というのがいます。一見すると、顎が出るのとは逆に見えますが、根本をたどれば同じ問題をはらんでいることがわかります。うつむきがちなのは、首の骨が弱いのではなく、肺の力が弱くなってくるからです。

腰に力がなくなると体が前屈するのと同じ理屈で、首に力がなくなると頭部が前に傾くのです。うつむきがちの人も、前に傾いた頭の重さを支えきれなくなると、そこで顎を出すようになってきます。

目・鼻・口

視力の低下は、骨盤や頭の骨の形と関係が深い

年をとると視力が落ちてきますが、これも背骨の状態や骨盤の位置と大きく関係しています。骨盤が下がると肩甲骨は外に開きながら下がり、これにともなって後頭部も下がるのです。

後頭部の内側には視覚野があるのですが、年とともに弾力を失いこれが上から押さえつけられたような格好になるために、目に影響がおよんでしまいます。これが、加齢による視力低下や白内障を起こす大きな原因なのです。

アフリカの黒人の中には、視力が六・〇とか七・〇もあり、ビルの四、五階から下を見

て新聞が読めたり、平原の何キロも先まで見えたりする人がいます。それというのも、骨盤がしっかりと上に位置し、後頭部が締まって上がっているからにほかなりません。

そんなにかんたんに頭の骨の形が変わるのかと、不思議に思うかもしれませんが、それは事実です。実際に、大病をする前や死ぬ前に、人の顔がちょっと変わって見える経験はないでしょうか。これは後頭部の骨が下がることによって、目や鼻といった造作が外に開いていくために、そう見えるのです。大病をしなくても、だれでも年とともに頭の骨はだんだんと開いていき、顔が年相応の表情となっていきます。

日本では、かなり以前から、視力の悪い子どもが増えてきています。その大きな原因の一つとして、骨盤の低下と後頭部の低下が考えられます。しかも、後頭部が下がると、視力が落ちるだけでなく、集中力が低下して、すぐに物事に飽きてしまうという問題も起きてくるのです。

目やに、ものもらいは脳の疲れの表れ

整体では目は脳と一体のものと考えています。

目やにが出る理由は、単に目が疲れているからだろうと思われがちですが、そうではありません。目やにが出るのは、脳が疲れていることの表れです。

たとえば、赤ちゃんも目やにが出ることがあります。これは外界からの刺激が強いときに出るものです。赤ちゃんは、お母さんの胎内という暗くて静かなところに長くいたあとで、光と音に包まれた外界に出てきます。

その落差が大きければ大きいほど、強い刺激と感じられ、脳に影響を与え、目やにが多く出てきます。

親がドライブに連れていったあとなどは、とくに多く出ることがわかります。窓の外の景色が飛んでいくというのは、おとなにとっては何でもないことですが、赤ちゃんにとっては非常に強い刺激だからです。

また、住んでいる家のまわりの騒音も大きな要因になります。大通りに面している家や、夜中に貨物列車が走る音が聞こえるような家では、赤ちゃんの目やにが多くなる傾向があるようです。

もう一つ、ものもらい（麦粒腫《ばくりゅうしゅ》）も脳の疲れと関係があります。ものもらいの直接の原因は、細菌がまぶたに入ることですが、細菌はつねに、部屋中をただよっているのですから、多くの人が感染してよさそうなものですが、通常はそれだけでは発症しないものです。また、不潔だからできるというものでもありません。つまりは、脳の疲れから目の免疫力が弱まるために容易に感染してしまうのです。

ものもらいができたり、目やにが多く出たりするような場合には、十分に休養をとって脳の疲れをとることが大切です。

目が充血したときは緊張をゆるめればいい

目は心の窓とよくいいますが、目はまさに脳の一部といっていいでしょう。「目」という独自の名前がついていますが、そのしくみを考えれば、「脳」の一部が外に出ていると考えたほうが正確かもしれません。脳が眠くなると目が眠くなり、脳がぼけてくると目もぼけてきます。

ですから、目やにやものもらいにかぎらず、脳の疲れは直接に目に表れてきます。たとえば、目の充血もその一つです。

通常は、睡眠をとれば脳が休まってリフレッシュするのですが、緊張状態がつづくと、いくら寝ても休まらないことがあります。寝たときよりも朝起きたときのほうがずっと疲れていると感じたときは、まさにそんな状態です。過緊張状態によって脳が充血しており、脳の一部である目も充血するのです。

そんなときには、まず原因を追究します。心理的なものであればそのストレスを取り除き、夜遅い食事に原因があればそういったことを改め、腕の使い過ぎであれば、それを少し控えるような生活にするなど、あらゆる原因を追究し、除去することが大切です。

鼻の大きい人、小さい人

鼻は、空気を取り入れる器官であり、当然のことながら呼吸器の急処でもあります。ですから、肺に負担がかかってくると、間もなく鼻の中にイボができることがあります。

睡眠不足も原因の一つですが、腕に負担がかかる仕事をしている人には、とくに鼻の中に問題を起こす傾向があります。腕を使うことによって、肺に負担がかかるからです。

以前は、編み物や縫い物をする人に多く見られました。いまでは、パソコンの入力で腕を使う人に呼吸器に関連した問題を起こす人が多く見られます。さらに、朝から晩まで腕を使って治療をする歯医者や、理容師、美容師といった職業の人も肺に負担がかかるので、関連箇処にいろいろな変動をきたすのです。

ところで、鼻の大きさには個人差がありますが、鼻がある程度開いているのは福相です。鼻が呼吸器の急処であることを考えれば、鼻の張りがしっかりしているほど健康的なことがおわかりと思います。また、鼻の小さい人は、どうしても小心となる傾向があります。

余談ですが、男性の鼻の大きさと男性器の大小は比例しているとよくいわれます。俗説だと思われていますが、これも、ある程度当たっている面もあるかもしれません。このような対応は、人体の中でいくつかあるものです。たとえば、前腕部の長さと足の大きさが同じであることはよく知られていますし、胸骨と鎖骨もほぼ同じ長さです。

唾液がたまる、唇が乾くのは胃の調子が悪いとき

ときどき、口の中に唾液《だえき》がたまって気になることがあります。これは、胃の調子と関係があります。一般的にいって、唾液が多いときには胃液の分泌も多いものです。

それでは、胃液はどういうときに多く出るのでしょうか。食事をしたあとに胃液が多く出るのは当然ですが、年がら年じゅう胃液が出るというのは、胃の働きが悪くなっている証拠です。胃液をどんどん出して、少しでも消化を進めようとするわけです。そうなると唾液も多くなってきます。

ですから、唾液が多いなと思ったら、胃の調子が悪いことを疑ったほうがいいでしょう。そして、胃の要求を自ら読み、それに従うことが最適な対処法です。

唇が乾くというのもまた、胃の調子に深くかかわっています。とくに、胃炎を起こす直前に、唇が乾く傾向があるようです。

ところで、怒られるときに唇をなめる癖のある人がいます。これは、胃のストレスと関係しているのです。部下がそのような癖を見せたときには、怒るほうの上司も怒る限度に気をつけなければいけません。ストレスが胃に影響し、胃をなでるかわりに関係する唇をなめているようなものだからです。

とくに、最近の若い人は精神的に弱い人が多いので要注意です。平気な顔をして説教を聞いているから大丈夫だろうと思っていると、実は心に深い傷を負ってしまったということになりかねません。

皮膚

吹き出物は呼吸器の疲れが原因

吹き出物というのは皮膚から老廃物が出てくる現象です。皮膚と呼吸器に深い関係があることは3章でも説明したとおりです。ですから、吹き出物が次々に出てくるということは、呼吸器が疲れている可能性が高いといえます。

中でも、尻にできる吹き出物というのは、肺の疲れが原因とみるべきです。このあと、尻の説明の部分で紹介するように、肺と尻とは密接に関係しているからです。もちろん、胸や鼻のあたりにできる吹き出物も肺の疲れに関係しています。そして、時間がたつにつれて、離れたところにも出てきます。

一方、顔にできる吹き出物は、肝臓、腎臓の疲れに関係することも少なくありません。また、胃が悪いときには、口のまわりに吹き出物ができます。

若い頃に出るニキビは、年をとってから出る吹き出物とは違って、生殖ホルモンの分泌が関係しています。生殖ホルモンが活発化していながら、それがうまく分散、排泄されていない場合に、ニキビとなって表れます。これはあくまでもホルモンのバランスの関係ですから、時期が過ぎたり結婚したりすると消えてしまいます。

水分を保つためには、汗を出すことが大切

若い人は、体が文字どおりピチピチしています。これは、体にたっぷりと水分があるからです。ところが、年をとったり病気をしたりすると、水分が抜けてしわが寄ったりカサついたりします。このことからも、水分を保つことが健康のバロメーターだということがおわかりと思います。

どうも、最近になって皮膚が乾燥するようになったと感じたら要注意です。体のどこかに不調が隠れているかもしれません。とくに、前にも述べたように、みぞおちがカサカサしているのは大病の恐れがあるので注意してください。

しかし、体内の水分を保つためには、ただ水をたくさん飲めばいいというわけではあり

ません。体温の調節がうまくできない人は、水分をとってもとっても、すぐに外に出てしまって体内に保持できないからです。

水分を保つには、うまく汗や小便を出すことが第一です。排泄がうまくできる人ほど水分を体内に確保することができます。

夏になると、ペットボトルをもって歩いている人がいますが、水の飲み方には注意を払う必要があります。体が欲しているときに水をおいしく飲めるというのならば問題はありませんが、一日何リットルを飲むべきだと自分にノルマを課して、無理に飲むというのは感心できません。ましてや、ファッションで飲むというのはただ自分の体の機能を鈍くしているに過ぎないのです。体の要求があってはじめて飲めばいいのです。すると体は水分を吸収するのです。

ほしくもないのに水分をとっていると、体は不要なものとして排泄します。そしてこのような自然に反することをして捨てることをつづけるうちに、必要な水分さえ保持できない体になってしまいます。水を飲んでもすぐに体の外に排出されてしまうので、結局、いつも体の中の水分が不安定な状態になってしまいます。

大切なのは、必要なときに必要なだけの水分を要求する体になることです。そういう体になると、いったん十分に水を飲んだら、長い時間、のどが渇かないという体になってくるものです。ところが、不健康な人にかぎって、つまみ食いをするようにちょくちょく飲んでしまうのです。

もっとも、無理をして水を我慢するのは、もっと体に悪いことです。要は、体の自然な要求に任せればよいのです。

人によっては、水分をとり過ぎると血が薄くなるとか、胃液が薄くなるといいますが、それは誤りです。人間の体は、そのようにはできていません。

また、食事中に水やお茶を飲んではいけないという人もいますが、これも間違いです。健康な体にとっては、食事中に飲んでも、あとで飲んでも変わりはないというのが本来の姿です。

食べ物をお茶や水で流しこむ人がいますが、その方が食べやすいし、そういう人はそのような食べ方が消化しやすいからなのです。

手・足

手と足を見れば、体の状態がチェックできる

ここで、ちょっと腕を真横に伸ばしてみてください。真横にまっすぐ伸びたでしょうか。実は、肩甲骨が外に開いてくると、真横には伸びず、肘が曲がったり、腕が真横より前にしか伸ばせなくなります。骨盤が下がって背骨の湾曲が極端になったり硬直を起こしたりしていると腕が伸びません。肺が弱っている人も腕が伸びにくくなります。

たとえば、パソコンのキーを打ちつづけて肺が疲れている人がそうです。腕がとても重く感じられて、真横に伸びません。腕が下がったり、前方に出てしまいます。これは、重く感じる側の肺に負担がかかっているからです。

次に、今度は腕をまっすぐ上に伸ばしてみましょう。鏡を見て、腕が耳のふちをとおり、肘もきれいに伸びているかどうかを確認してください。首の筋肉がうまくゆるんでいて、頭の重みを感じない人は、腕がまっすぐ上に伸びます。

しかし、首が硬直していたり上胸部が疲れていたりしていると、腕がまっすぐ伸びず、

やや前に傾いてしまいます。

そもそも、手（腕）や足（脚）というのは、体の土台である頭や背骨、骨盤といった部分に無理がかかったときにそれをうまく逃がして補う役目があります。ですから、体の土台の具合を直接判断するのが難しくても、このように手や足の状態をチェックすることによって、かなりのことがわかるのです。

手や足の不調によって、脳卒中の前触れがわかるときもあります。中でも、お年寄りが何度もつまずくようなら要注意です。足の中でも、つま先はとくに頭の状態をよく表す部分だからです。

もっている箸《はし》をポトンと落としてしまうのも、気をつけないといけません。手の親指が硬くなってきて、親指に力を入れてるつもりが全然入らないからです。これも、脳の硬直が進んでいることを表しています。

内臓の状態は脚に表れる

脚は、内臓や消化器と密接に関係しています。ですから、脚の各部分をチェックすることによって、体の状態がある程度わかってきます。

たとえば、左右の大腿二頭筋（ももの裏側にある筋肉）は、腸や肺、泌尿器と関連があります。この筋肉が異常に張っていたり、逆にゆるみすぎている場合はそれらの臓器が疲れていると考えられます。

膝は、腎臓に関係しています。左右の膝に触って、温かさを確かめてみてください。もし、冷たく感じられるようならば、そちらの側の腎臓が疲れています。

また、年をとって腎臓の働きが鈍ってくると、弱った側の膝蓋骨《しつがいこつ》（いわゆる膝のお皿）が少し下がってきます。下がったほうの膝は、表面が黒ずんでくるので、外からもチェックが可能です。このような見方を知っていると、外を歩いていて、ミニスカートで膝が黒っぽく見える女性を見ると、「腎臓がくたびれているよ」と注意したくなります。

足首では、外くるぶし「外果」の少し前にあるところが、婦人病のチェックポイントです。女性の場合には、正座をしなくてもここに座りだこのようなものがよくできます。婦人病の傾向があると、ここが黒ずんだり腫《は》れたりします。

また、年をとったり病気をしたりすると、一般に足首、手首、首が硬くなってきます。

これは、関節を支えるところの筋肉が硬直を起こしているからなのです。

つまり体の中心、とくに腰の弾力が失われ、それが末端の足首、手首、あるいは関連する首に影響しはじめているからなのです。

靴底の減り方で体調がわかる

靴底の減り方でも、内臓や神経などの状態をうかがい知ることができます。

左右の靴で極端に減り方の違う人がいますが、これにはいくつかの原因が考えられます。

まず考えられるのが、腎臓系統の働きが鈍っているということ。左右ある腎臓のうち、働きの悪いほうの靴底が減っていきます。そのほか、消化器系の悪い人や婦人科系の病気の人も、片方だけが減る傾向にあります。

また、靴の前後の減り方が大きく異なる人がいます。かかとが極端に減るのは、やはり腎臓が悪いこと、あるいは骨盤に変動のあることを表しています。逆に、靴の前のほうが減る人は、呼吸器系統が疲れている可能性があります。

靴の親指側が減る人は、脳や神経系統が疲れています。緊張状態にある人は、足の親指側に余計な力が入るためです。

婦人科系の病気は体の左側に発生する

そもそも、左右の足をくらべてみると、多かれ少なかれ不均等はあるものです。人それぞれ左右で歩幅が違っていたり、いつも決まった足の組み方をしたり、階段を上がるときにどちらから上がるかが決まっていたりします。そして、左右の足の疲れも均等ではありません。

試しに、仰向《あおむ》けになって足を片方ずつ上げてみてください。左右で重さが違ったでしょうか。違っていたとすると、重く感じたほうの足や腰が疲れてこわばっているのです。

足湯を試してみてもいいでしょう。お湯の中に足を入れると、正常な側はすぐ赤くなりますが異常のあるほうは、なかなか赤くなりにくいのです。

足がつりやすいという人は、たいてい決まった側の足がつるものですが、これはつる側の腰がこわばっていたり、下がっていることを意味します。腰の一方だけが下がってくると、何とか左右のバランスをとろうとして、下がったほうの脚が硬直してきます。硬くなることによって筋肉で脚を保護しているのです。そうしてこわばっていくために、ゆがみが発生して足がつりやすくなるのです。

女性の場合には、婦人科系の病気で、左右の足に不均等が生じることがあります。これは腰椎の四番の働きが悪くなったために、骨盤のライン（左右の腸骨稜を結んだ線：ヤコビー［Jacoby］線）がうまく保てなくなり、左右の歩幅が違ってくるのです。生理痛がつねにある人も同じ傾向にあります。

婦人科系の病気はどちらかというと左寄りに発生しますので、左のほうが硬直して伸びが悪くなることが多いといっていいでしょう。

つまり、左足のほうが歩幅が短くなるわけです。このように、足の伸びと婦人科系の病気には関連があり、生理痛の場合、人により多少の違いはありますが、逆に足を伸ばすことによって症状が和《やわ》らぐことがあります。

左右で足腰の疲れに差があるときは、疲れているほうが歩幅が狭くなります。健康な体ならば、いつもある程度左右同じ歩幅で歩くことができますが、体調が悪くなってくると、それができません。かといって、無理やり歩幅を揃えて歩こうとすると、かえって体をゆがめてしまい、ほかの部分に悪い影響を与える恐れがあります。

歩き方が変だと思ったら、歩き方自体を矯正するよりも、まず腰を調整することを考えてください。腰を調整することによって、足の働きを回復することができますし、婦人科系の症状も改善してきます。

それには、毎日の就寝前と起床直後に6章で紹介している深息法を実践するといいでしょう。同じく腸骨体操も効果的です。腰椎四番と五番を刺激して、左右の骨盤のバランスをとることができます。

O脚を直す方法

日本人にはO脚が多いといわれています。これは、日本人の生活習慣に関係しているという説もありますが、そうではありません。また、O脚を単に足だけの症状としてみるのも正しくありません。O脚もまた、背骨の正常な湾曲がなくなり、腰（骨盤）の位置が下がることに深くかかわっているのです。

腰が下がって骨盤が開き気味になると、そのままでは足で支えきれなくなります。そこで、自然に股関節が外を向いてきます。そのとき、本来ならば、膝から下の部分が内側に入ろうとする力が働くはずですが、膝の力がなくなってくると足首で支えざるを得ません。そこで、結果的にO脚になってしまうのです。

ですから、O脚を修正するには、脚だけに注目していてはいつまでたっても直りません。もっとも効果的なのは、体全体をゆるめて、ヒップアップした姿勢が自然にとれるようにすることです。

また、疲れがたまった場合にも、やはり腰が下がってきてO脚気味になります。O脚になると、だんだんと足の先が外に開いていき、いわゆる〝ガニ股〟になってしまいます。まだ足に力があるうちは、つま先を内側に入れようとする力が働くのですが、さらに疲れがたまってくると、それもつらくなってきて、足先を開かないとバランスがとれなくなってしまうのです。サッカー選手にガニ股が多いのは、ひどく体が疲労していることと膝と足首を中心として酷使するスポーツだからです。

外反母趾はO脚と密接な関係がある

この頃では、女性を中心に、外反母趾《がいはんぼし》で悩んでいる人が多いようです。自分にあわない靴をはいているからだと考えている人も多いようですが、本当の原因は別のところにあります。

実は、外反母趾は疲労やO脚と密接に関係があるのです。疲労がたまって骨盤が下がると、前の項でも述べたようにO脚気味になり、だんだんと足の先も開いていきます。そうなると、全体を支えるために、足首の内側部分に力を入れなくてはなりません。

そして、足首の内側部分につねに大きな力がかかっているうちに、足首が硬くなり、だんだんと足首を親指で支えるような形になっていきます。こうして、足の母趾（足の親指）に必要以上の力が加わることにより、外反母趾になるというしくみです。

外反母趾を手術で治すという話をよく耳にしますが、手術をしても、もとが変わらなければ、対症療法と同じことです。

枝葉をいじるようなもので、体全体を治さないことには、いつかはまた再発してしまうことでしょう。

腰をゆるめると脚の悩みは解決する

X脚は外国人、とくに黒人にもたまに起きる症状です。彼らは十分にヒップアップしているのですが、それが極端になると、骨盤が巻くような形になってきます。すると、股関節の骨の前頭部に余分な力が入り、前に押されるようになります。そうなると、膝を曲げないといられなくなるのですが、それでは腰も極端な曲がりになるのでうまく歩けません。そこで、膝を内側に入れることで、腰の極端な曲がりをとるわけです。

日本人の場合は、骨盤の下がりのために股関節そのものがこわばり、X脚になったり膝が曲がったりする人が多いようです。また、なにかの理由で、足の内側に力が入り過ぎてX脚になる人もいます。たたみや床に座るときに正座をしないで、俗にいう〝アヒル座り〟という形で、両足を外に開いて座る人がいます。これはけっして良い座り方ではないけれどもラクな座り方ではあります。いわば「老人座り」とでもいうべきでしょうか。

また、私がときどき見かけるのは、若い女の子で、X脚になって足先を内側に向けて歩いている子です。

これは、腰が下がっている状態に対して、膝を内側に入れることによってバランスをとっているのです。このような症状は、やはり腰から治す必要があります。

このように、O脚、X脚、そして膝が曲がるという症状は、いずれにしても腰に問題があることを覚えておいてください。根本から治すためには、腰をゆるめて、ヒップアップした姿勢に整えていくことが大切です。

腹・胸

良いお腹、悪いお腹

ことわざや慣用句の中には、腹にまつわるものもずいぶんあります。ちょっと考えただけでも、「腹黒い」、「腹が立つ」、「腹が据わる」、「腹が太い」といったことばが思い浮かびます。

こういうことばを思うと、昔の人は、実によく体を観察していたものだと感心します。というのも、腹というものは、その人の心理状態や体の状態をよく表す場所なのです。

私は実際にさまざまな人の腹を見てきましたが、意地の悪い人はいかにも意地悪そうな腹をしていますし、腹黒い人は本当に腹が黒ずんでいるのです。

腹は体の中でも一番変化する部分で、なにかあるとすぐ腹に表れます。ですから、腹を見ることにある程度熟練すると、その人の健康状態を、かなり正確に把握することができるといっていいでしょう。

良い腹というのは、弾力があり、つやがあり、吸いつくような感じがします。

一方、悪い腹を触ると、表面に分厚い層があるように感じられます。そして、ちょっと押すと、その奥にいくつもの層が重なっているようです。たとえてみれば、中身がやわらかいのに、表面が硬くなってしまった餅でしょうか。とくに、腹になにかができるとそうなります。

腹の色でもっとも悪いのが、つやがなくて黒ずんでいる腹です。だからといって、不自然にまっ白というのもよくありません。その人の肌の色がそのまま出ているのが理想的です。

腹の温度は温かいのがよく、異常がある箇処は触ってみると冷たく感じられます。かといって、腹巻を巻いたり、カイロをあてたりしてお腹を温めておけばいいというわけではなく、お腹の内側の働きで温かいということが重要です。また、全般的にしっとりとしているのが理想的で、ざらざらと乾燥しているのはよくありません。

お腹の硬い部分で健康状態や性格がわかる

頭がよくゆるんでいて呼吸が深い健康体の人は、上腹部がやわらかくて、下腹部には弾力があります。最近の女性は腹が硬いから妊娠しにくいという説があるそうですが、そんなことはありません。

ただ、腹のどの部分が硬いのかによって、その人の健康状態や性格がわかります。実際に自分で触りながらチェックしてみるといいでしょう。

たとえば、短気な人や呼吸が浅い人は、へそから上の上腹部が硬くなっています。また、この部分が硬直しているのは頭の緊張を意味しますので、精神的なストレスを受けて過緊張状態になっているのかもしれません。

また、上腹部の片側だけが硬直している場合は、硬直したほうの流れが悪くなっています。左側が硬いときは胃、右側が硬いときは肝臓に不調や疲れがあると考えられます。

左右の季肋部で胃や肝臓の状態を見る

胸と腹の境目にある一番下の肋骨を「季肋骨《きろっこつ》」といいますが、そこを見ると、胃や肝臓の調子をうかがい知ることができます。というのも、肋骨の下には胃、肝臓、胆嚢《たんのう》といった臓器や器官がおさまっていますので、それらの活動によって肋骨が硬くなったり高くなったり開いたりしてくるからです。

一般的に、季肋部がコンパクトになっているほうが、内臓や消化器が健康に働くことができます。疲れて硬直してくると、季肋部全体が下がってきます。

慢性的に食べ過ぎの傾向がある人は、左の季肋部が前に突き出してきます。これは、胃に負担がかかっているからです。一方、右側が出てくるのは、肝臓に負担がかかっていることを表します。ですから、酒量の多い人や、薬をよく飲む人は右が突出してきます。

さらに、中毒を起こしたり肝臓病になったりすると、肝臓が腫れてくるので、右の肋骨が開いてきます。

おへソの位置は体調によって変わる

おへソの位置というのは、つねに一定しているものと思われていますが、その日の体調によって上のほうに感じたり下のほうに感じたりするものです。

実際に、毎日チェックしてみてください。体調が良いときは、腸骨のラインとおへソと腰椎の二番、三番の間に力が流れており、下丹田《しもたんでん》に十分に力があるので、おへソが下のほうにあるように感じます。このときは、腰にあまりゆがみがありません。ところが、調子が悪いと腰がこわばり、下丹田の力が抜けるため、おへソが上にあるように感じられるのです。

また、おへソの向きも重要です。おへソが上を向いている人は、たとえ年をとっていても、どんな大病をしても平気で治ってしまいます。体がゆるんでいて、下丹田に力があるからです。下丹田に力があるほど、気の充実した人といっていいでしょう。

ところが、不健康な人はおへソが下を向いていたり、横に曲がっていたりします。いわゆる「へそ曲がり」というものです。昔の人は、おへソが曲がっているのは、心も体も不健康な証拠であるとわかっていたから、こういうことばをつくったのでしょう。

下丹田を鍛えるには、深息法が最適です。寝る前や朝起きたときでもいいですし、歩きながらでも、デスクワークをしながらでも可能です。何週間かつづけているうちに、全身に気がみなぎって、おヘソの位置や形も変わってくることでしょう。

仙骨

仙骨の不思議

仙骨とは仙椎とも呼ばれ、尾骨を除くと、脊椎のもっとも下にある骨です（32、33ページのイラスト参照）。

もともとは、頸椎、胸椎、腰椎と同様に、五つの椎骨からなっていたのですが、現代人ではそれが癒合《ゆごう》して一枚の板のようになっています。その板の中に仙骨孔という穴があることで、もともとは小さな椎骨の連なりであったことが推測できるのです。

ところが、この仙骨というのは、ほとんど働きが解明されていません。解剖図《かいぼう》はあっても、仙骨にどういう役割があって、どう役に立つかといった、いわゆる仙骨の読み方というものがないのです。単なる一枚の板で、無用の長物のように思われてきたのでしょう。いろいろな療術でも、仙骨に対する取り組みはあまりありませんでした。しかし、実際に仙骨を使って整体を行っているとわかるのですが、仙骨というのは体にとってきわめて重要な箇処であることは間違いありません。

そもそも、仙骨付近の構造からしても、その重要性はうかがい知ることができます。というのも、腰椎から仙骨にかけて、神経叢と呼ばれる神経の束が集中しており、それが骨盤によって覆われるようにして守られています。また骨盤内には、重要な臓器がおさまっています。いわゆる骨盤内臓と呼ばれる部分です。

頭の中が頭蓋骨で守られているように、あるいは心臓や肺や肋骨によって守られているように、骨盤の中にあるものも非常に大事だからこそ、骨盤で覆われているのです。

それほど大切なものですから、骨盤内臓をうまく調整すれば、健康な体を保ったり病気を軽く抑えることも可能です。ところが、それは硬い骨盤の中に覆われていて、直接手を触れることはできません。

そこで注目されるのが仙骨というわけです。脳の外界への窓口が目であるように、骨盤内臓と仙骨もとても関連が深いのです。ですから、仙骨をうまく読むことさえできれば、かなりのことができるということが想像できるでしょう。実際に、仙骨を使って整体をしていると、仙骨の重要性が確信できるはずです。たとえば、背骨のどこかに不調がある人に対して、それを治すために整体で背骨を調整することがあります。ところが、いったんは調整して治すことができても、またすぐにもとに戻ってしまうことがあります。

ところが、仙骨を調整すると、調整したことがそのまま維持できるのです。なぜそうなるのか、理由は私にもまだわかりませんが、仙骨のこの性質をうまく利用できれば、慢性的な病気も治る可能性がでてきます。おそらく、こういった秘伝を昔の人は知っていたのでしょうが、その記録は残っていないようです。やはり、秘伝というのは、あまり人に伝えるものではないのです。だから残っていないのでしょう。

それではその不思議な仙骨について、その読み方と調整について紹介していきましょう。

仙骨は生殖と深く関係している

仙骨ともっとも関係が深いのは、生殖に関することがらです。たとえば、生殖器の発育不全がある場合には、仙骨への導気や仙骨体操が効果的です。また、流産のくせがある人も、仙骨を調整することによって改善されます。

出産のときに、人によってお産が軽い人もいれば重い人もいますが、これも仙骨の状態と関係しています。さらに、仙骨が故障すると、寝小便や流産が起きやすいということもわかっています。

不妊には、腰椎四番と仙骨、さらに頸椎四番が関係してきます。頸椎四番は耳と関係が深いことが知られており、そこから仙骨が耳にも関係していることがわかります。実際に、子どもが耳下腺炎（おたふく風邪）の発症後一週間前後の時期に、仙骨を調整すると、非常に経過がいいという事実があります。

興味深いことに、おたふく風邪と生殖器とは、これまた関係が深いのです。というのも、おたふく風邪をやった方が、おとなとしての生殖器の働きへの移行がスムーズにいくのです。このように、おたふく風邪は、体の要求とともに素直に経過させることが大事です。その経過を良くするために、仙骨の調整をするのは効果的です。

似たような例ですが、生殖器が未発育であったり脱腸気味の人も、仙骨を調整すると効果があります。男性の睾丸炎《こうがん》も同様です。また、流産をしたあとで骨盤を引き締めるのにも仙骨を調整します。

仙骨は、このように、生殖器を中心にして生殖一般に深くかかわっているのです。

仙骨の働きが良くなれば余剰エネルギーがうまく消費される

人間はほかの動物と違い、生殖器を単に子孫を増やすためだけでなく、性器としても使っています。性交をすることによって、余剰エネルギーをうまく分散・消費するといってもいいでしょう。

子孫を残すことからは独立して、生殖器を性器として使うことにより、心身のバランスをとっているのが人間です。生殖は、人間の本能であり、性エネルギーは性だけではなく、人間のすべての行動の源です。エネルギーがある以上は、それが行動となって分散（消費）されたほうがいいのですが、もし余ってしまった場合は、性の形で分散されるのが人間の特徴です。そう考えると、性器（生殖器）というのは、二重の意味で人間の生活にとって実に重要な器官といっていいでしょう。

ところが、このとき仙骨の働きが良くないと、うまくエネルギーを発散できないのです。すると、その余剰エネルギーがほかの部分にまわってしまい、それが蓄積することによって病気を引き起こしてしまいます。

そうなると、調整されるはずのエネルギーが、ほかの病気とからみあって、新しい変調を引き起こす場合もあります。たとえば、胃痙攣《けいれん》や喘息といった症状もそうであり、仙骨の働きの悪さが症状を悪化させる原因ともなっています。

余剰エネルギーという意味では、お腹の中に余分にたまる嚢腫《のうしゅ》や筋腫も、仙骨と関係があります。最近では、子宮筋腫の人が非常に増えていますが、これは腰椎一番と三番、そして仙骨を診るとわかります。嚢腫の場合は、胸椎十一番、腰椎四番、仙骨に表れます。

仙骨ショックでやけどの応急処置

古くから整体では、やけどと仙骨は切り離すなといわれているように、やけどの応急処置に仙骨への刺激が大きな効果をもたらします。

大やけどをしても、すぐに仙骨にショックを与えると、ケロイド状になりません。時間がたてばきれいに治るのです。また、やけどのヒリヒリした痛みもすぐに止まります。

以前、私の子どもがまだ歩けなかった頃のこと、子どもを抱いていて、そばにいた人が、誤って熱い豚汁をひっくり返したことがあります。熱い汁が子どもの腕にかかってしまい、皮がべろんと剝《む》けてしまいました。

もちろん、子どもはひどく泣きましたが、仙骨ショックをしただけで私はほかになにもしませんでした。その結果、いまではきれいに治って痕はなにもありません。

そんなわけで、私のところの整体の講座でも、応急処置法ということで仙骨ショックを教えることがあります。不思議なことに、このような講義をすると、どういうわけかやけどをする人が出たり、さらに、骨折、捻挫の応急処置の講義をやると数日後に「おかげ様で習ったとおりにやったらすっかり骨が元におさまりました」と連絡を受けたりということがあります。いずれも応急処置を教わっていたので助かりましたと報告してくるのです。

あるときは、ある患者さんのお孫さんが、湯をひっくり返して腕全部をやけどしてしまいました。ところが、親はとにかく医者に連れて行かなくてはと思うのでしょう。すぐに病院にいって処置をして、薬をぬり包帯を巻いたわけです。

おばあさんは私のところに一ヵ月後に連れてきたのですが、包帯を外すと皮がはがれるということで、どうにも処置ができませんでした。

いまはおとなになっていますが、やけどの痕がケロイドになってしまい、腕が伸びません。しかも、包帯を巻いたところだけがケロイドになって残っているのです。それ以外の部分は、すべて痕がなくなったというのにです。やけどをした直後に仙骨ショックをしていれば、こんなことにならなかったのにと思うと残念でなりません。

仙骨への導気で慢性的な症状が良くなる

また、仙骨は呼吸器とも関係があります。呼吸困難を伴う病気の場合には、仙骨二番を調整すると改善することがあります。

呼吸が苦しいときには、仙骨二番から四番にかけて固まりが生じます。なぜそういうときにこの箇処に固まりができるのかはわかりませんが、それをとらえて導気すると、呼吸の苦しいのがおさまって落ち着いてくるのです。

仙骨への刺激は、さきほども述べたように、慢性的な症状に劇的な効果を表すことがあります。関節炎、リウマチなどが慢性的になっている場合に、仙骨を刺激するとあっさりと治ってしまうことがあるのです。

また、老人性の頻尿《ひんにょう》は、仙骨と腰椎五番で調整することができます。

ときどき、腰椎三番と五番が脱臼《だっきゅう》のような症状を見せる人があります。腰痛の原因になるのですが、まっすぐ立ったり歩いたりしているぶんには痛みを感じません。ところが、おじぎをしたり、ちょっと腰を曲げて動作しようとすると痛みが出てくるのです。

これは、腰椎が原因なのですが、いくら腰を調整してもこの場合の脱臼様《よう》の症状は治りません。ところが不思議なことに、腸骨をゆるめて仙骨二番を強く刺激すると治るのです。

仙骨でホルモンバランスを整える

いろいろ見れば見るほど、仙骨は人間にとって大事な箇処だということがわかります。

そして、体や心に強い影響を与えている箇処であることもわかります。

背骨をよく見てください。頭のほうからずっと下ってきて、仙骨のところで受けている

体を読む豆知識

その5

◎目は"脳"の窓◎

よく「目は心の窓」といわれますが、整体では目は脳の一部と考えています。目やにが出るのは、脳が疲れているからです。また、ものもらいは、脳の疲れから目の免疫力が弱まるためにできるものです。朝起きたときに、白目が真っ赤に充血していることはありませんか？　いくら寝ても目の充血がとれずに何となく疲れている人は、脳が疲れているというサインなのです。体の小さなサインに注意しましょう。

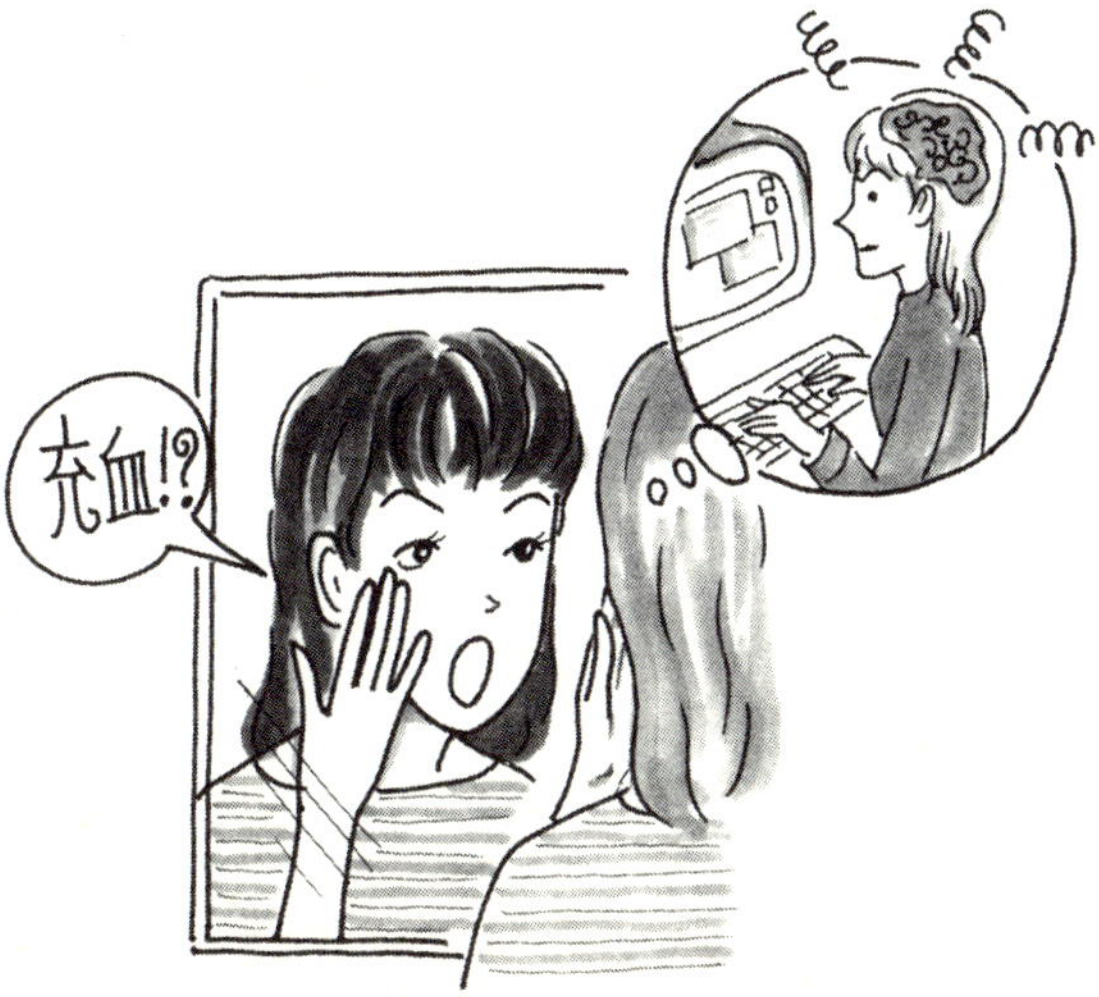

ように見えるでしょう。ですから、ここにさまざまな器官の急処が集まっているのです。

仙骨は体の基本ともいえるものですから、つねに良い状態を保っていたいものです。

良い仙骨というのは、お尻などまわりの筋肉がはっきり盛り上がることで皮膚の上から見てはっきりと形がわかる状態です。表面がやせて仙骨上の凹凸がはっきりすることとは別です。仙骨はたしかに、一枚の板ではあるのですが、良い仙骨は触ってみると弾力が感じられます。

これに対して、悪い仙骨というのは、ゴツゴツしていかにも硬い状態です。行動力のない人、決断の鈍い人の仙骨は、だいたいこうなっています。老人の仙骨も、たいていは硬くなっています。

仙骨に対する本格的な調整はプロでなくてはできませんが、仙骨体操をすれば、自分でも仙骨の状態を整えることは可能です。仙骨は生殖器との関連が深いといいましたが、もちろんホルモンの分泌とも関係してきます。仙骨を良い状態に保つことができれば、ホルモンの分泌やバランスが良くなり、心と体が健康になるばかりでなく、その人の美しさをいつまでも保つことができるのです。

6 ○ 章

朝晩すっきり!

体の力がよみがえる整体法

まず、体の悪い部分を見つけよう！

C体操

**不調な部分が伸ばしにくかったり、
伸ばそうとすると痛みが出るために、
体の悪い部分がすぐわかります。**

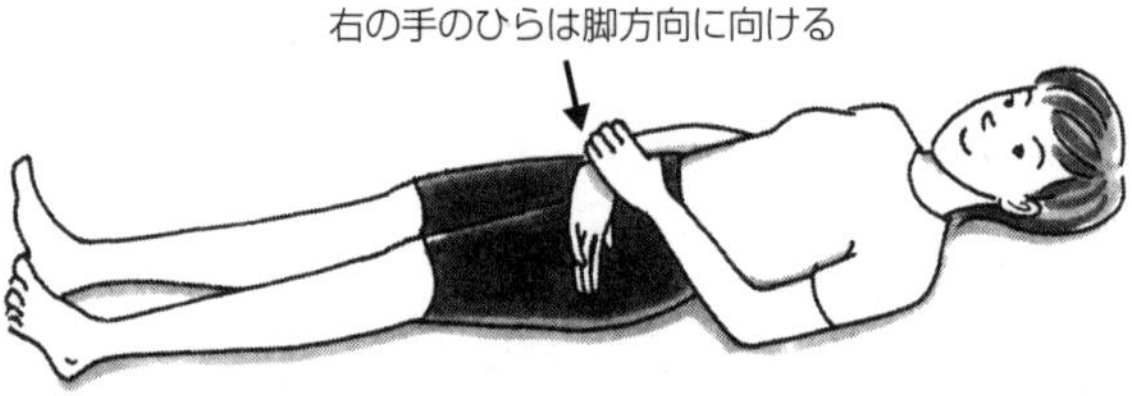

❶ あおむけの状態でお腹の前で右手首を左手でつかむ。肘は軽く伸ばす。手首は軽くかえす。

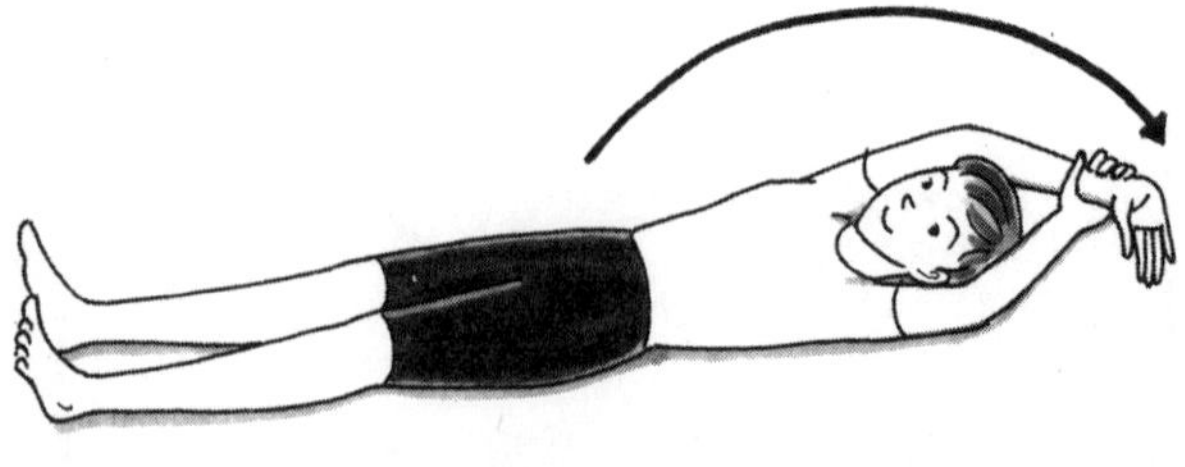

❷ 組んだ両手をゆっくり頭の上までもっていき、手首をかえす。

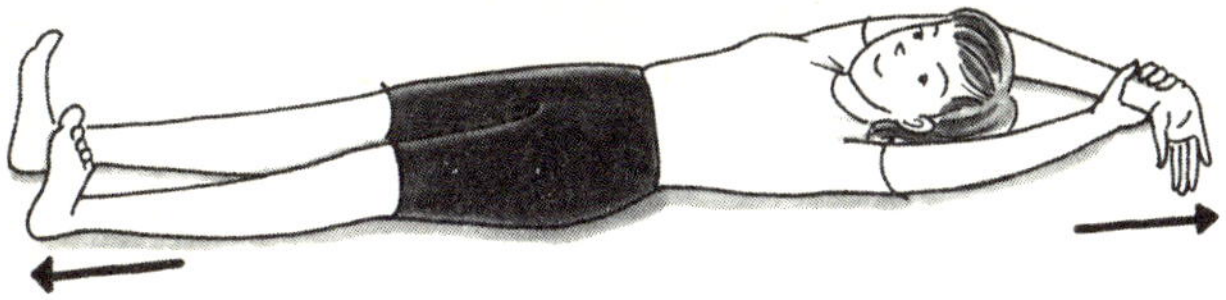

❸ 腕と足をよく伸ばす。足はかかとを突き出し、脚の裏側を伸ばすように。

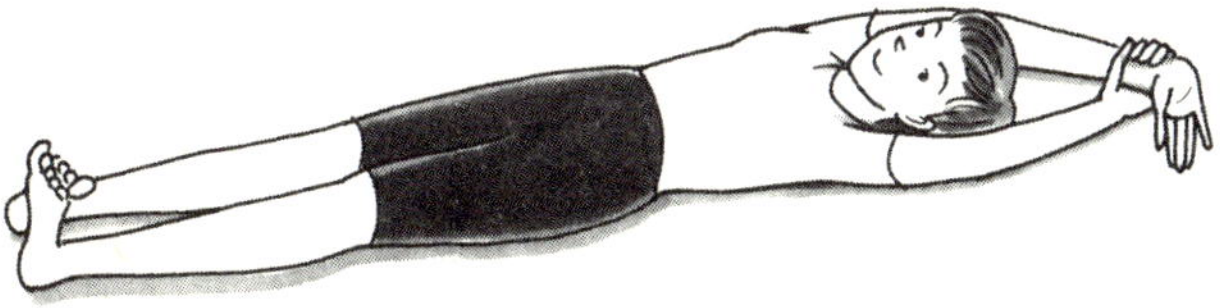

❹ 伸びたまま両足のつま先を内側に倒し、足元どうしを組む。

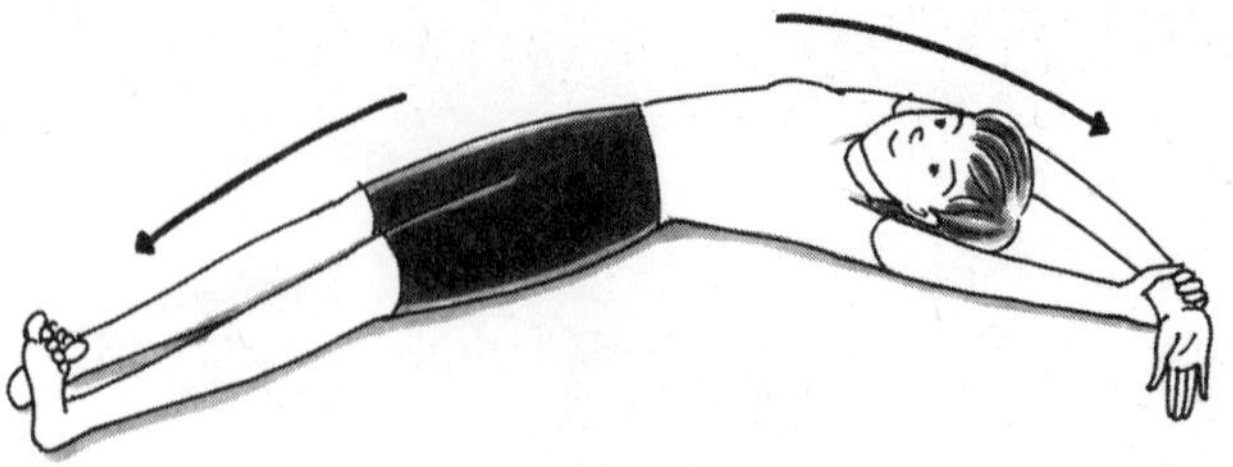

❺ 手と足を同時に左側にゆっくり移動する。右の肋骨、脇腹が弓なりに伸びるように。

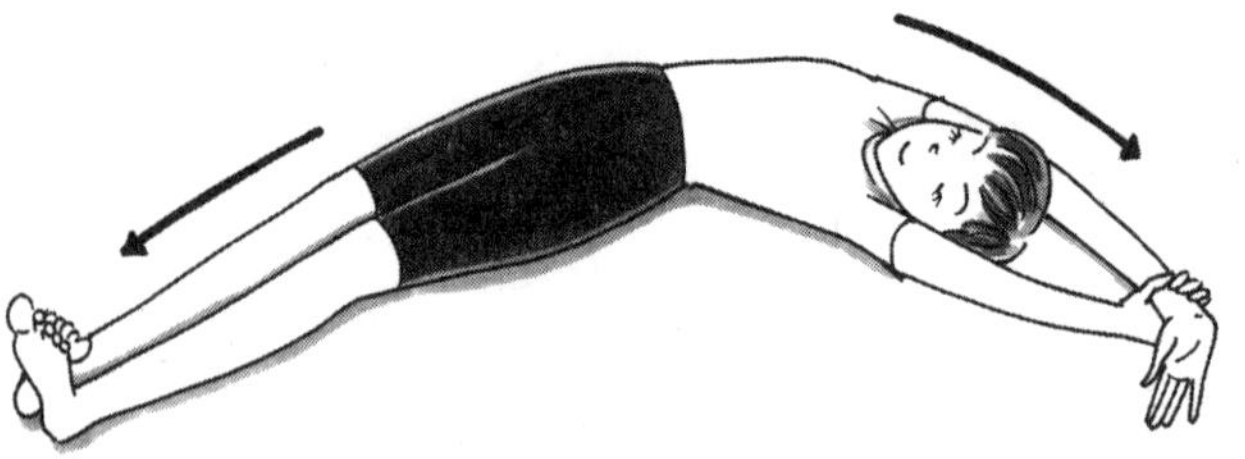

❻ 角度を決めたら手足の方向にさらに伸ばす。3呼吸分くらいこのままの姿勢を保つ。左側を行う場合は手首を逆にもちかえて、逆Cの形で行う。

▶ **この体操を行なったときに、伸ばしにくい感じがするところが硬直しています！**

体をゆるめる基本体操①

大胸筋をゆるめる体操

腕を伸ばす力で大胸筋を引っ張り上げて伸ばす体操です。伸びが悪い人は疲れがたまっているサインです。

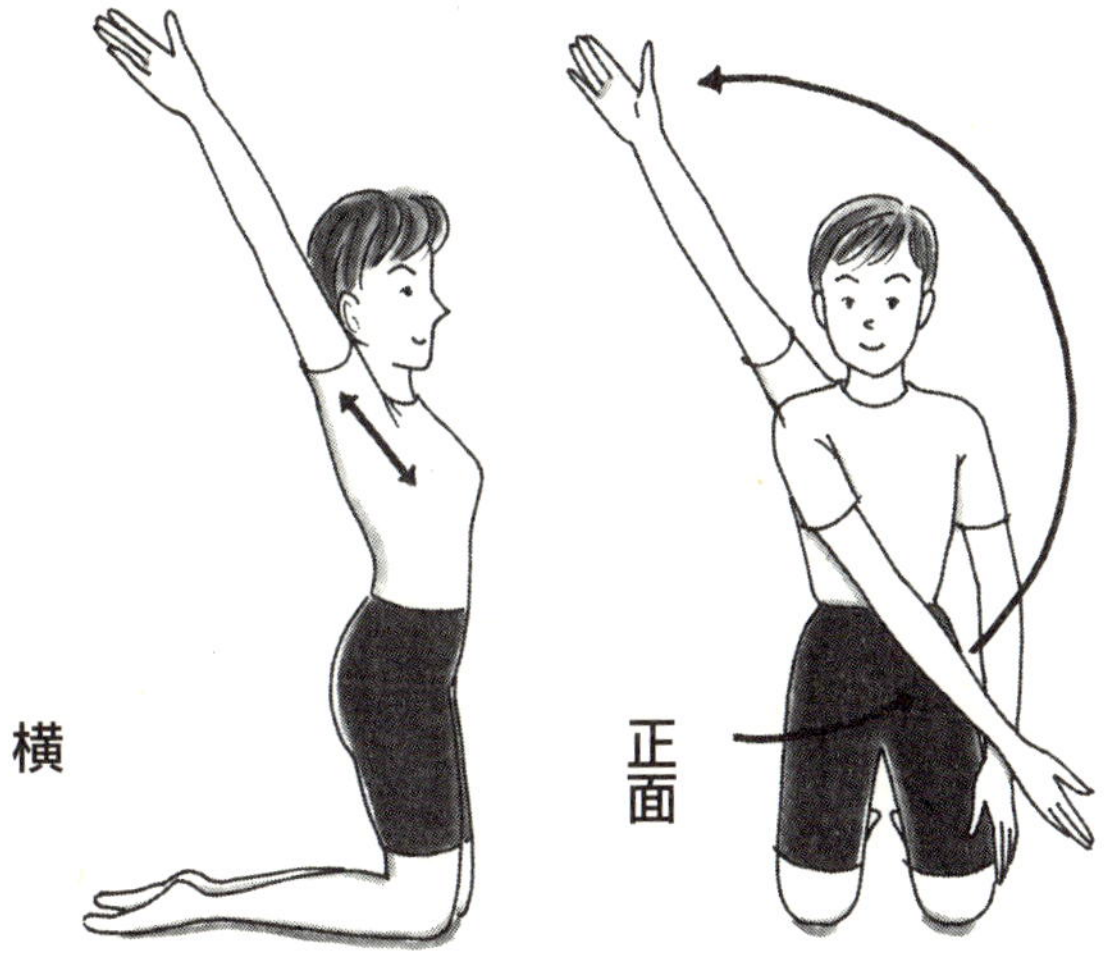

❶ 膝立ちし、腕を斜め上後方に伸ばして、手のひらを上に向ける。

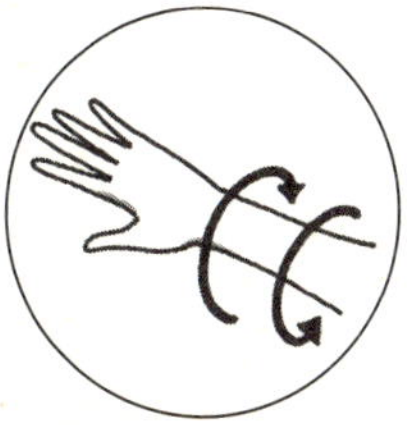

❷ 上に向けた手のひらを逆にし、筋肉の伸びる方向を変える。

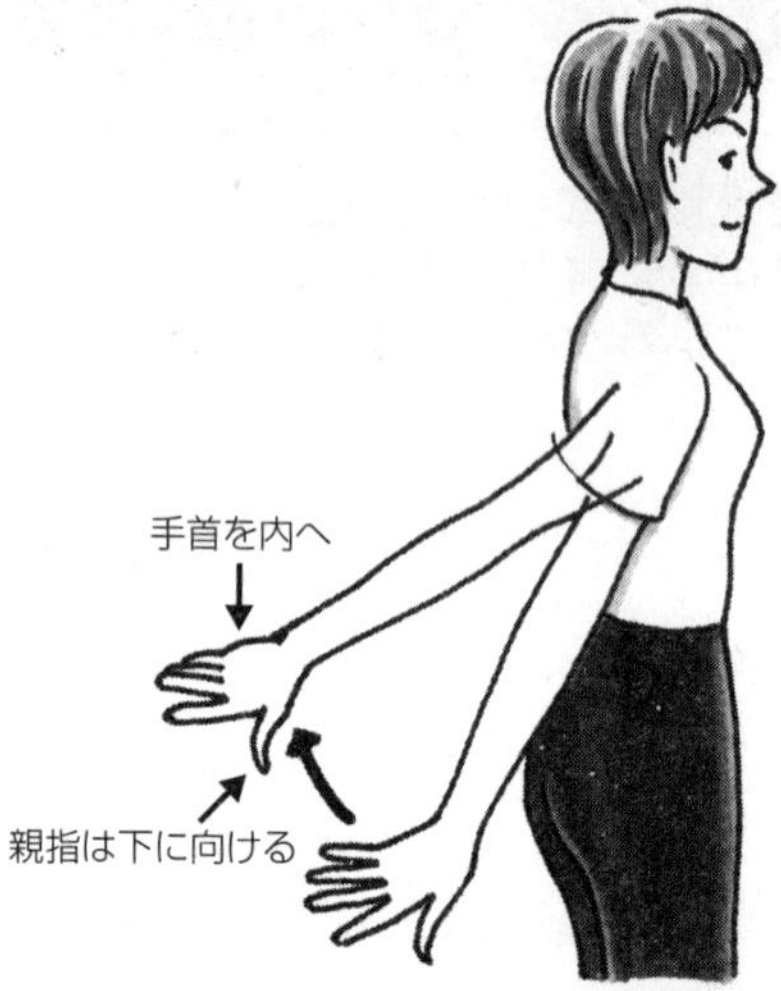

❸ いったん腕をおろし、後ろから回して、引き上げ腕を伸ばす。胸を張りながら腰は正面を向いている。

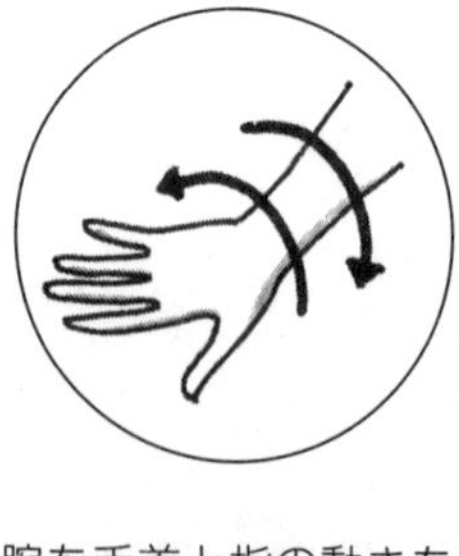

❹ 後ろに伸ばした腕を手首と指の動きを使いながら回転させる。回転しにくい角度を見つけ、大胸筋の硬直したところへ力を集中して送るようにする。

肋骨挙上《ろっこつきょじょう》体操

胸の筋肉をゆるめる体操です。深い呼吸ができるようになり、よく眠ることができます。

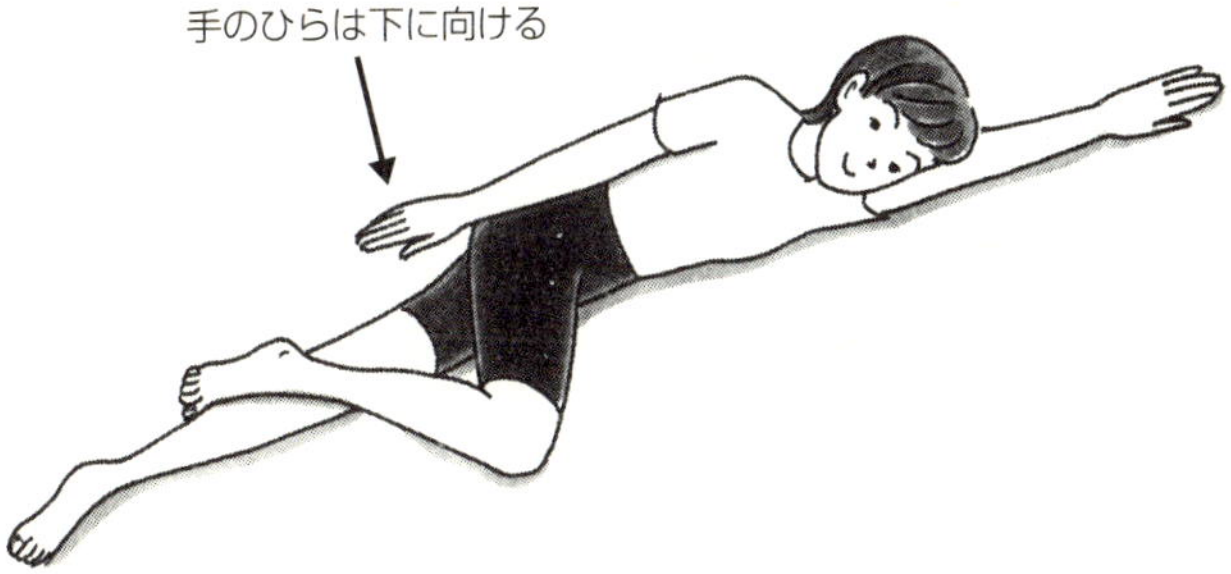

❶ 横向きに寝る。下になった側の腕に頭をのせる。上側の腕を手のひらを下にして体に沿わせる。

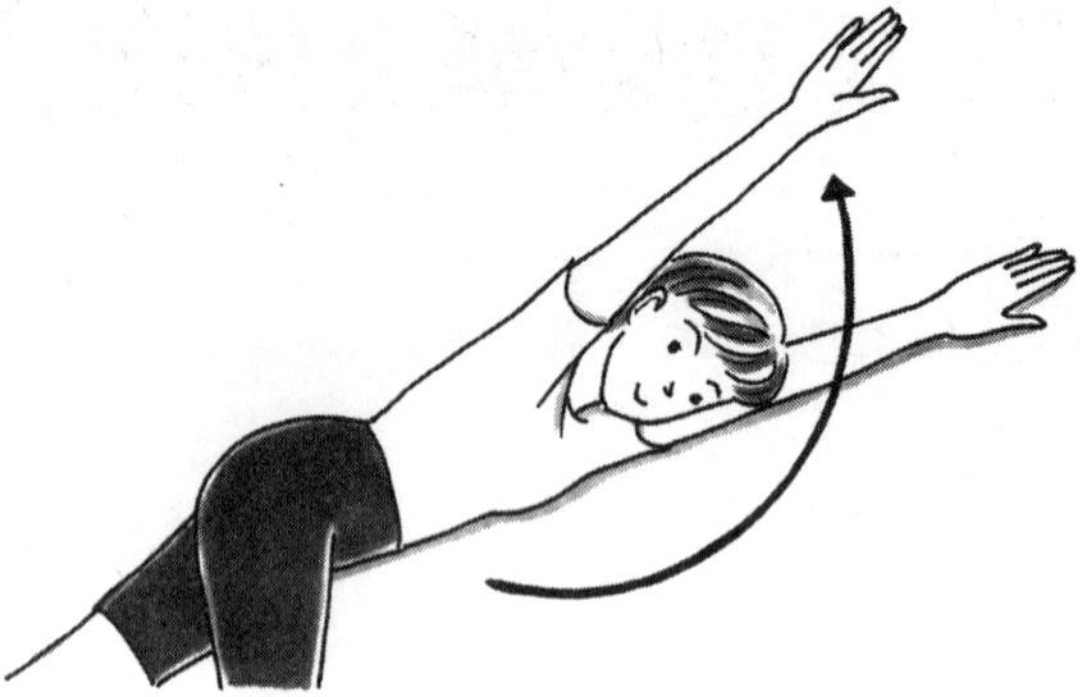

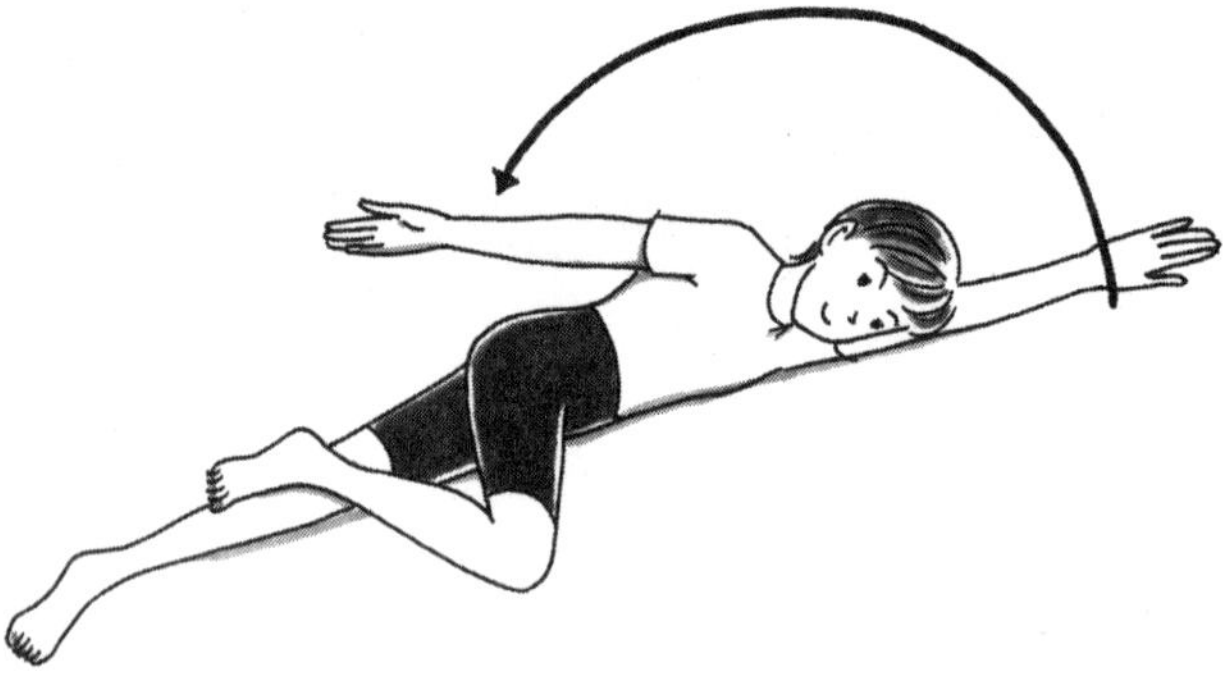

❷ 前から腕を回し、耳の脇をとおってななめ後ろで止める。このとき肩を支点として腕の力を抜くと、腕の重みで胸筋が引き伸ばされる。

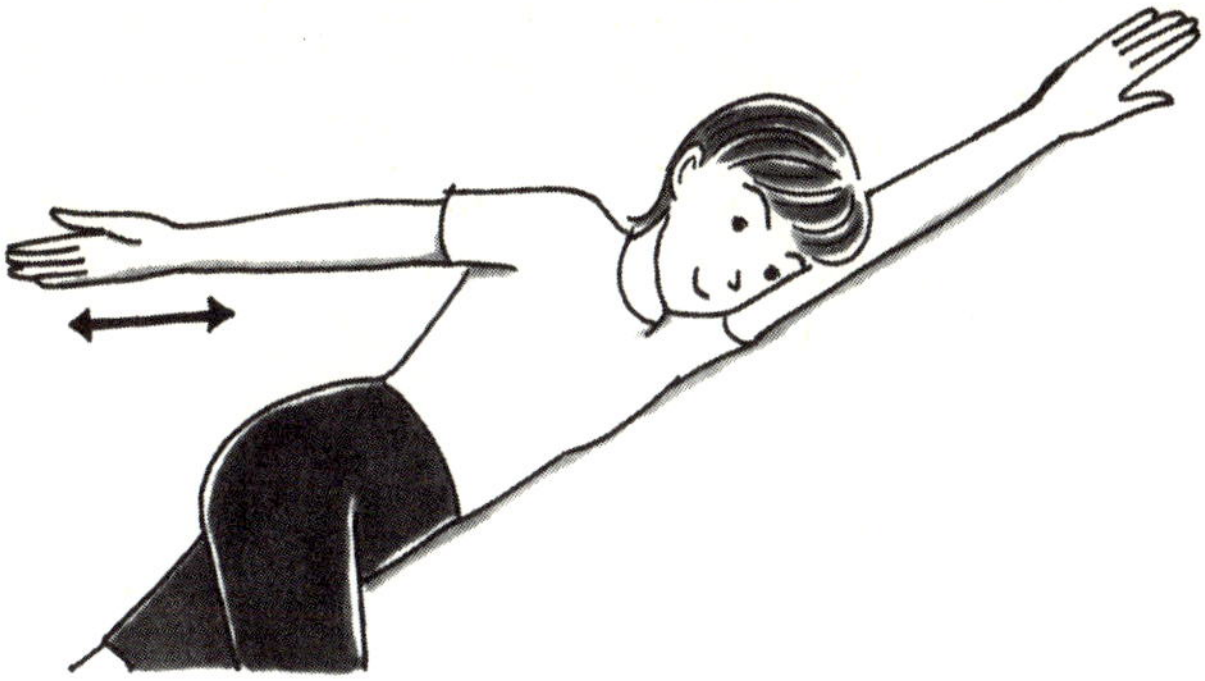

❸ 後方に腕をまわす途中で、引っかかる感じがする場所があったら、その引っかかりを伸ばすように、矢印のように腕を動かしてゆるめる。

体をゆるめる基本体操③

股関節体操

老化はまず股関節に出ます。股関節が硬直すると腰や泌尿器系などにも異常が起きやすくなります。この体操で股関節を柔軟にし、老化を防ぎましょう。

❶ 正座の状態から、両手を床につき片方の脚を後ろに伸ばす。伸ばしている脚の股のつけ根に体重をかけ、10～20秒同じ姿勢を保つ。

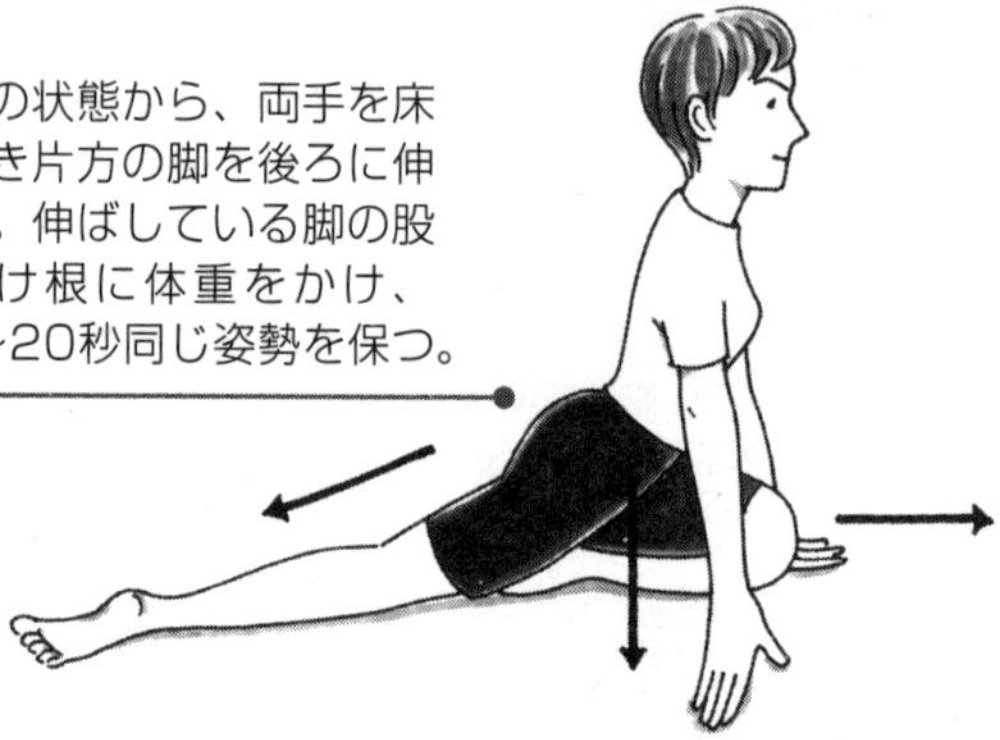

❷ 体操の効果をもっと強くしたいときは、伸ばしている脚のつま先を外側に向ける。

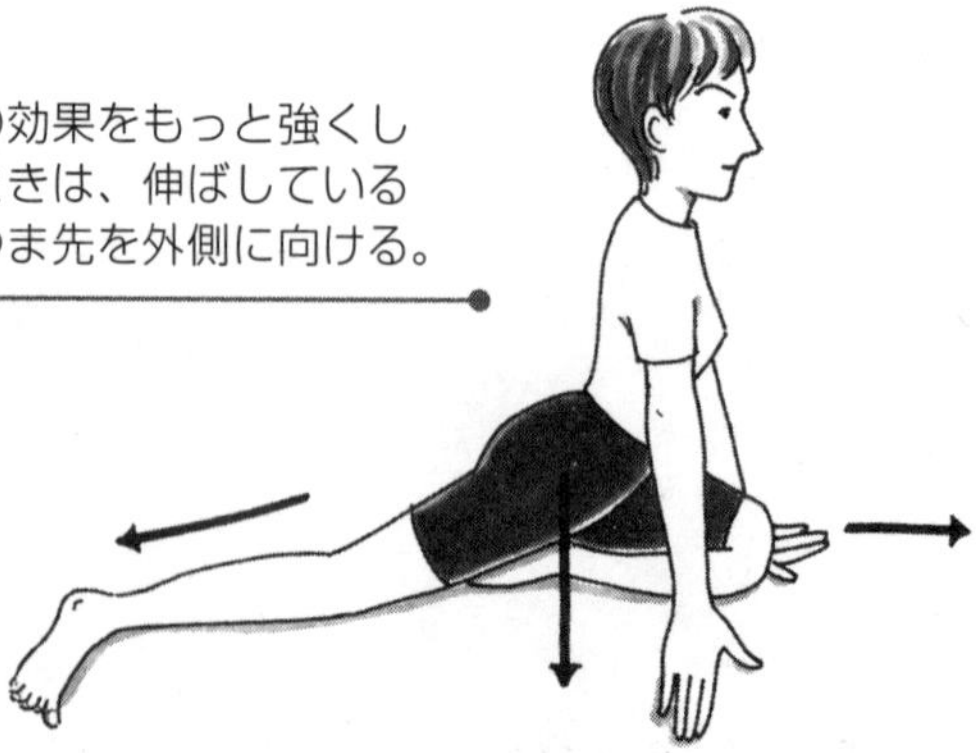

仙骨体操

腰部が緊張し硬直すると腸骨、仙骨も硬直し、泌尿器系に障害が出やすくなります。尿意で目が覚めてしまう人は、この体操を行うことで、硬直がやわらいできます。なお、この体操は妊娠している人はやらないでください。

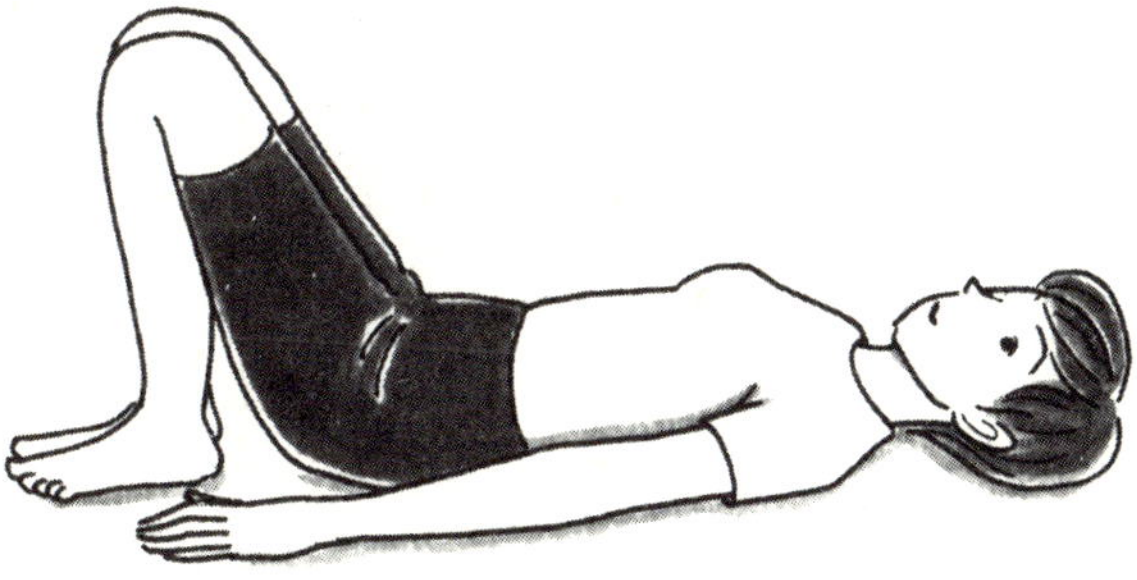

❶ あおむけに寝て両足のかかとを揃え、お尻に近づける。

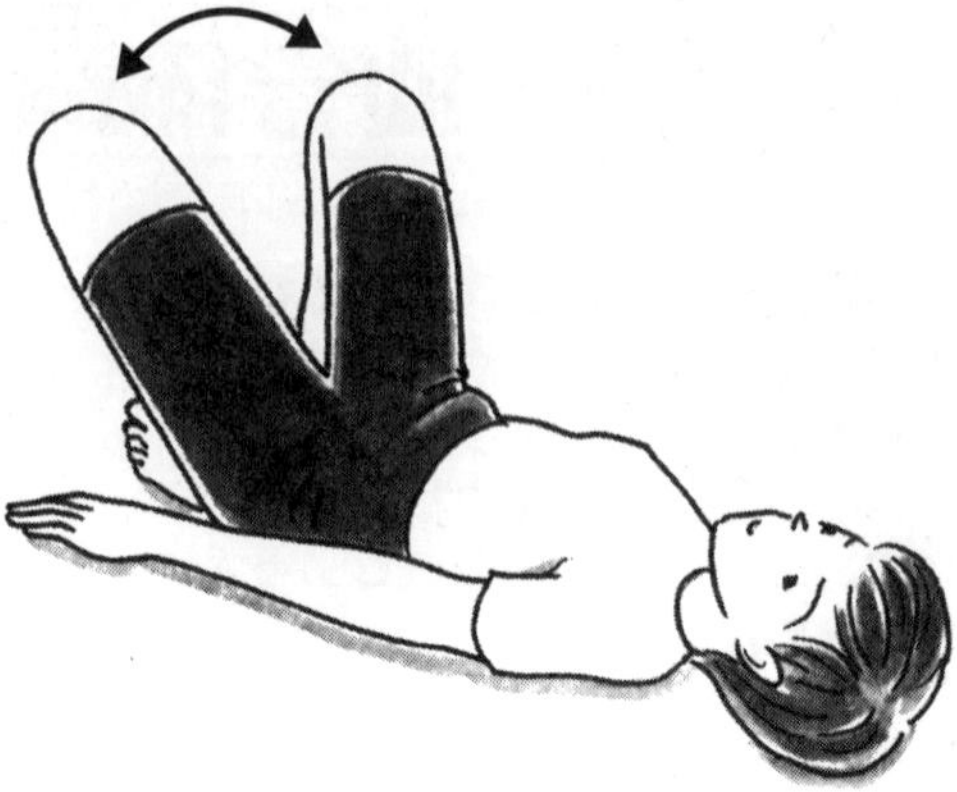

❷ 膝を30度くらい開く。

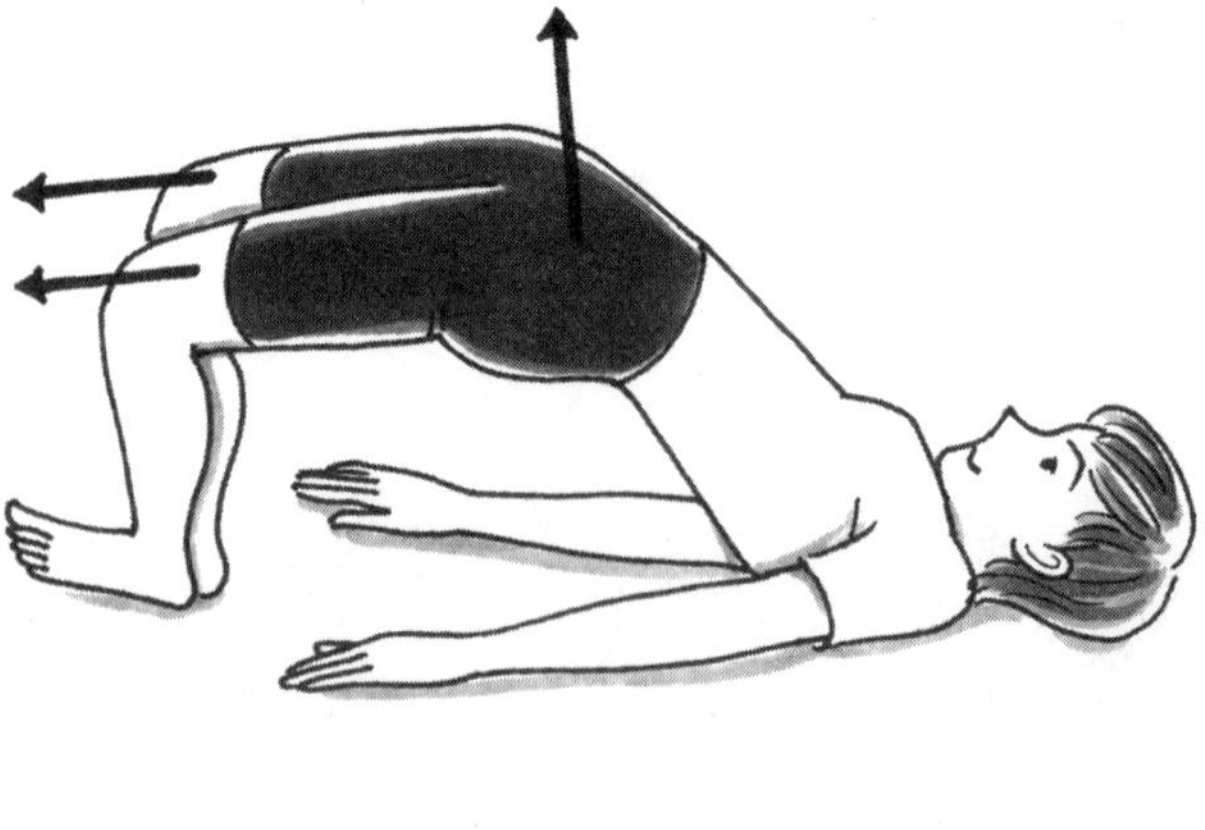

❸ 膝を開いたまま息を吐きながら腰をゆっくりもち上げる。お尻の両方の筋肉を引き締めるよう意識する。

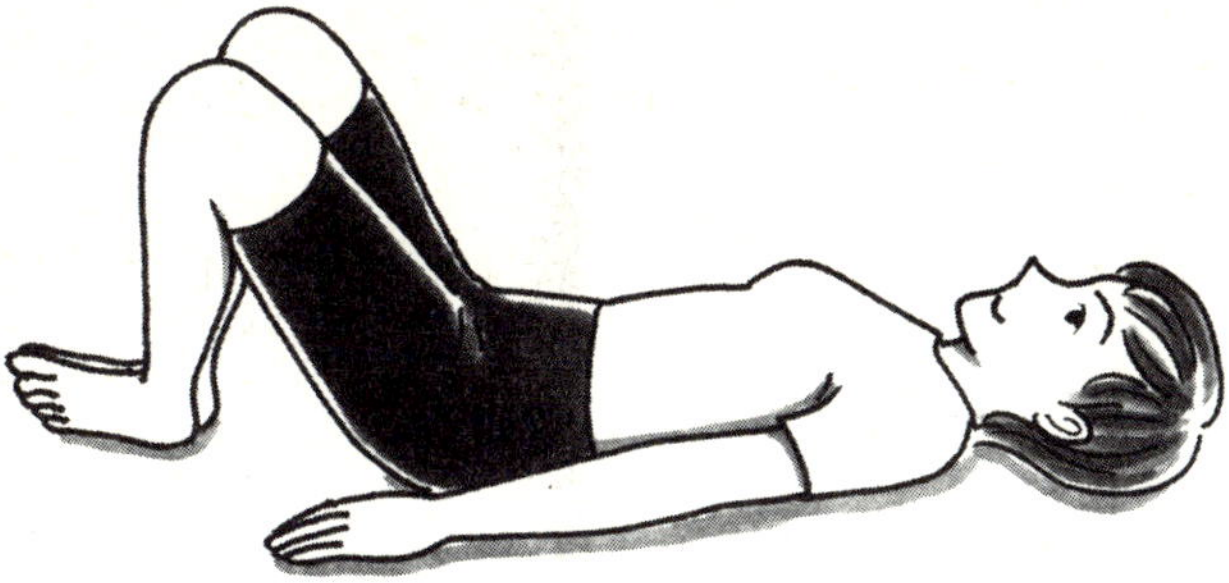

❹ 息を吸いながら、腰をゆっくり下ろす。
これを2〜3回繰り返す。

脊椎行気法

いくら睡眠をとっても疲れがとれない人は、まずこの体操で体の働きを正常に戻しましょう。

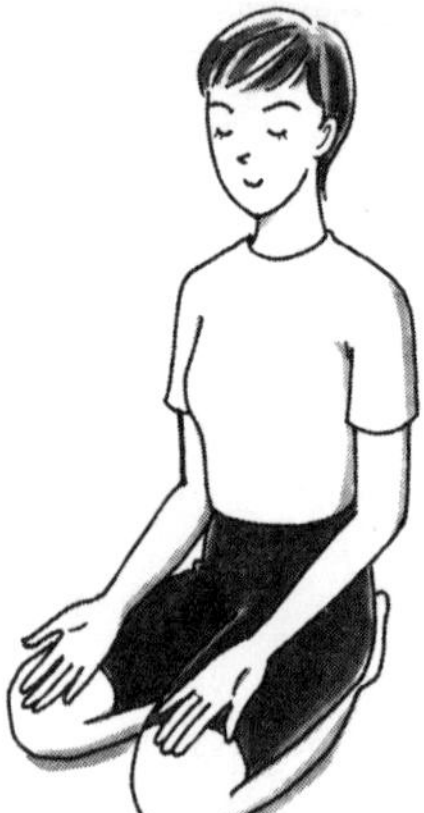

❶ 両足を広めに開いて正座をする。手は軽く自然に開く。そのあと肩の力を抜いて、軽く目を閉じる。ゆっくりと息を吸って頭のてっぺんから尾骨まで気を通し、そのあと尾骨から頭へゆっくりと息をとおすように吐く。これを何度か繰り返す。

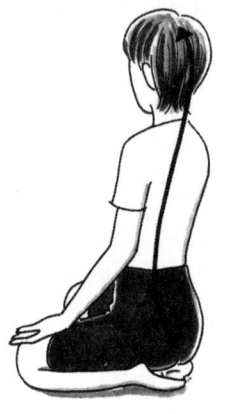

❷ どこかで息がひっかかるときは、そこまで吸い、ひっかかるところから頭へ吐くようにする。働きの悪い箇処は、息がひっかかり、力も集まりにくい。こういう部分が動き出すと、そこに汗をかいたり、体が熱くなったりしてくる。

リンパ体操

リンパ体操はリンパ節が集中している脇の下を伸ばし、縮んだ肋骨を引き上げ、肋間の硬直をゆるめることでリンパ節の働きを活発にし、リンパ液の流れを良くします。

❶ 膝立ちし、両手の指を前で組み、手のひらを返して腕をまっすぐ伸ばす（これがやりにくい人は手首をもってもいい）。

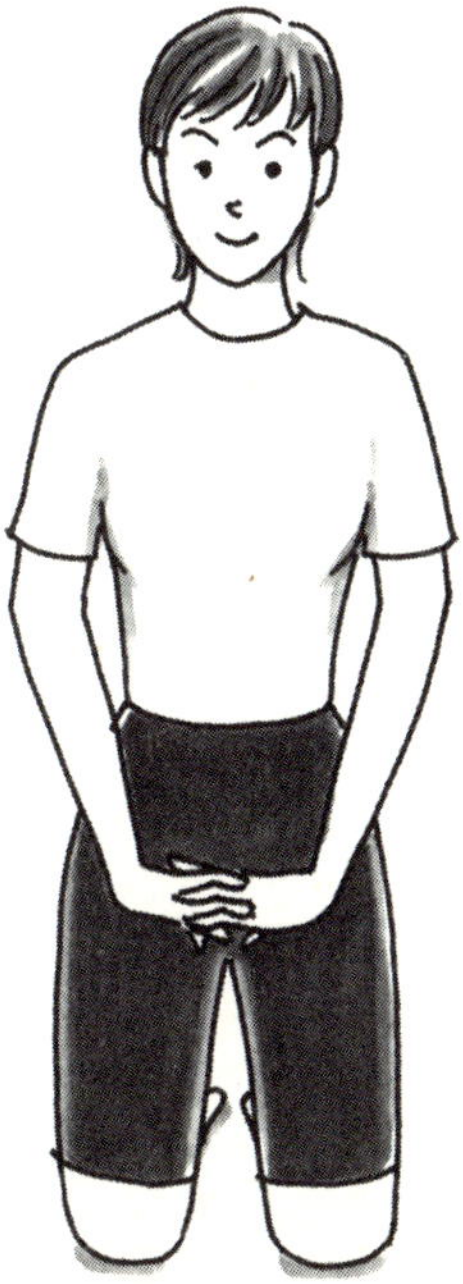

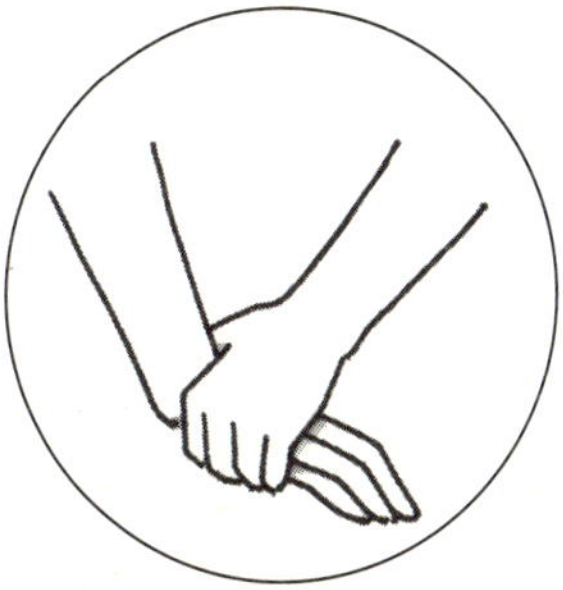

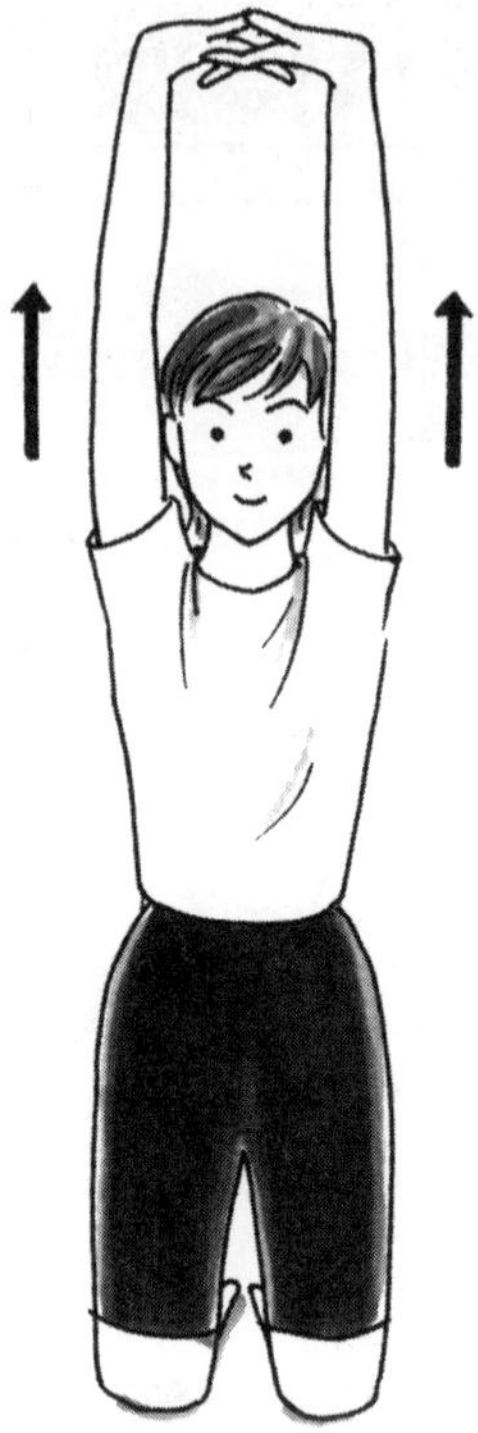

❷ 腕をまっすぐ伸ばしたまま、息を吐きながら、腕がなるべく耳につくように真上に上げる。

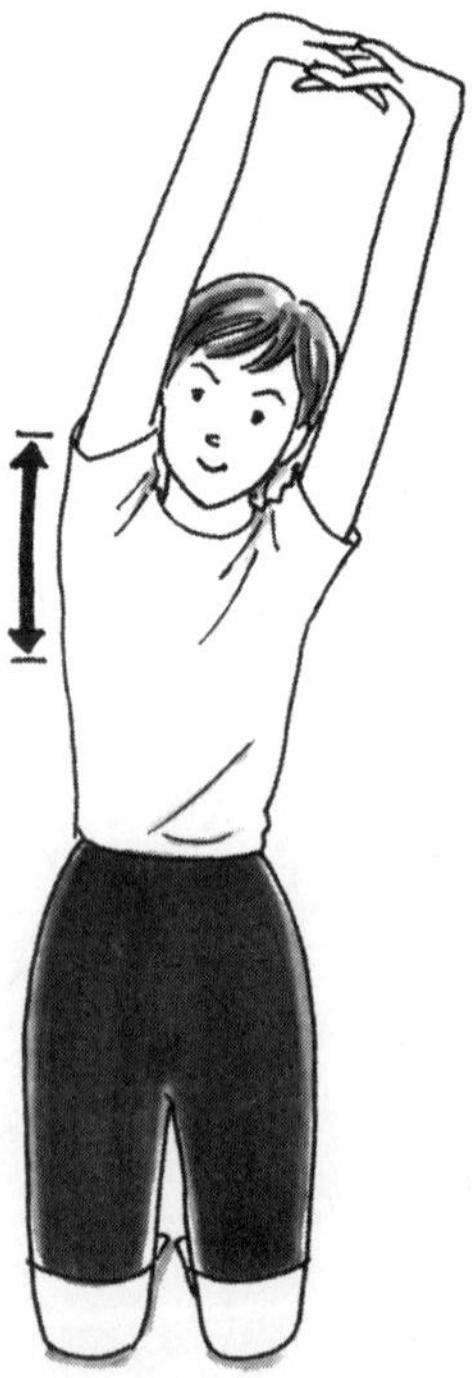

❸ 上体をわずかに左に傾け、右脇の下の肋間（お乳の横のあたり）が伸びるように、左手を使って右手首をつき上げるようにする。この姿勢のまま2〜3呼吸おく。反対側も同様に行い、左右交互に2回ずつ繰り返す。手首をもつ場合は、左右を持ちかえる。

脊柱をゆるめる体操

体の中心部である脊柱（背骨）の硬直をゆるめます。この体操は、精神的なストレスが原因で起こる過敏性の下痢にも効果があります。

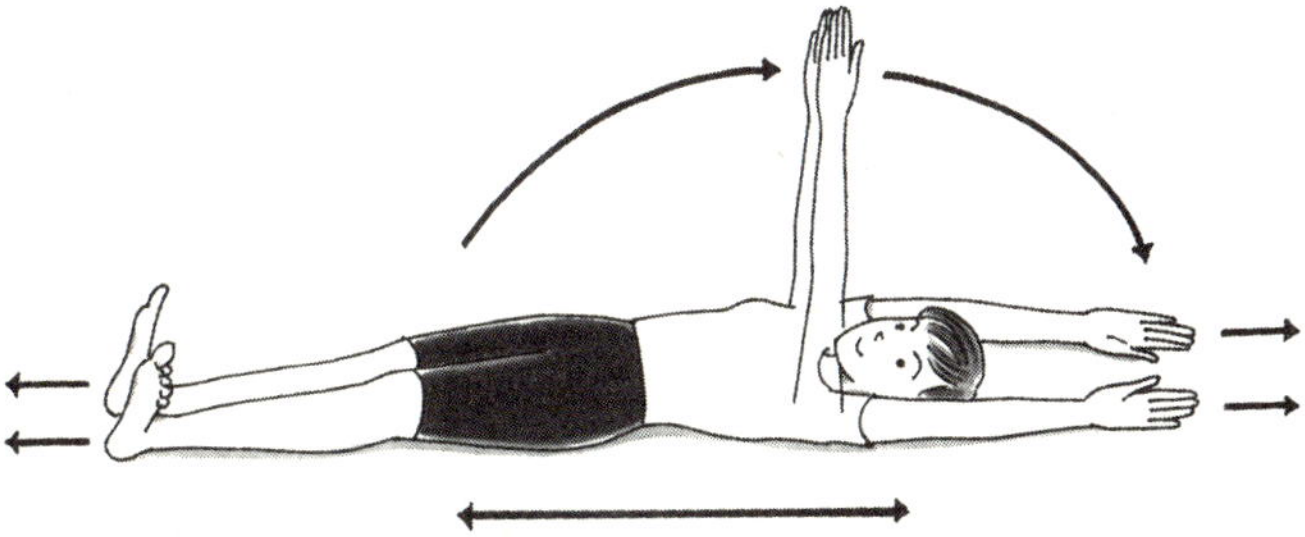

❶ 手を前からゆっくり上に上げ、両手足で、背骨を思い切り伸ばす。このとき、アキレス腱は伸ばし、かかとを突き出すようにする。

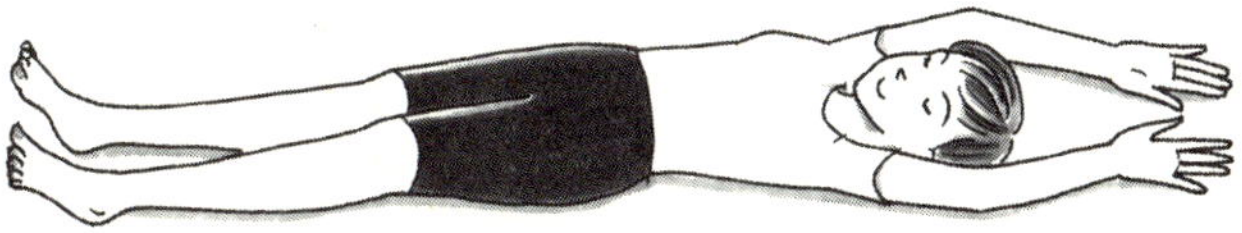

❷ 背骨を伸ばしきって2、3呼吸耐えたあと、全身の力をポンと抜く。

肩こり体操

この体操により骨盤が上がり、腰が反り、良い姿勢になります。腸骨の上端に力を集めるのがコツです。

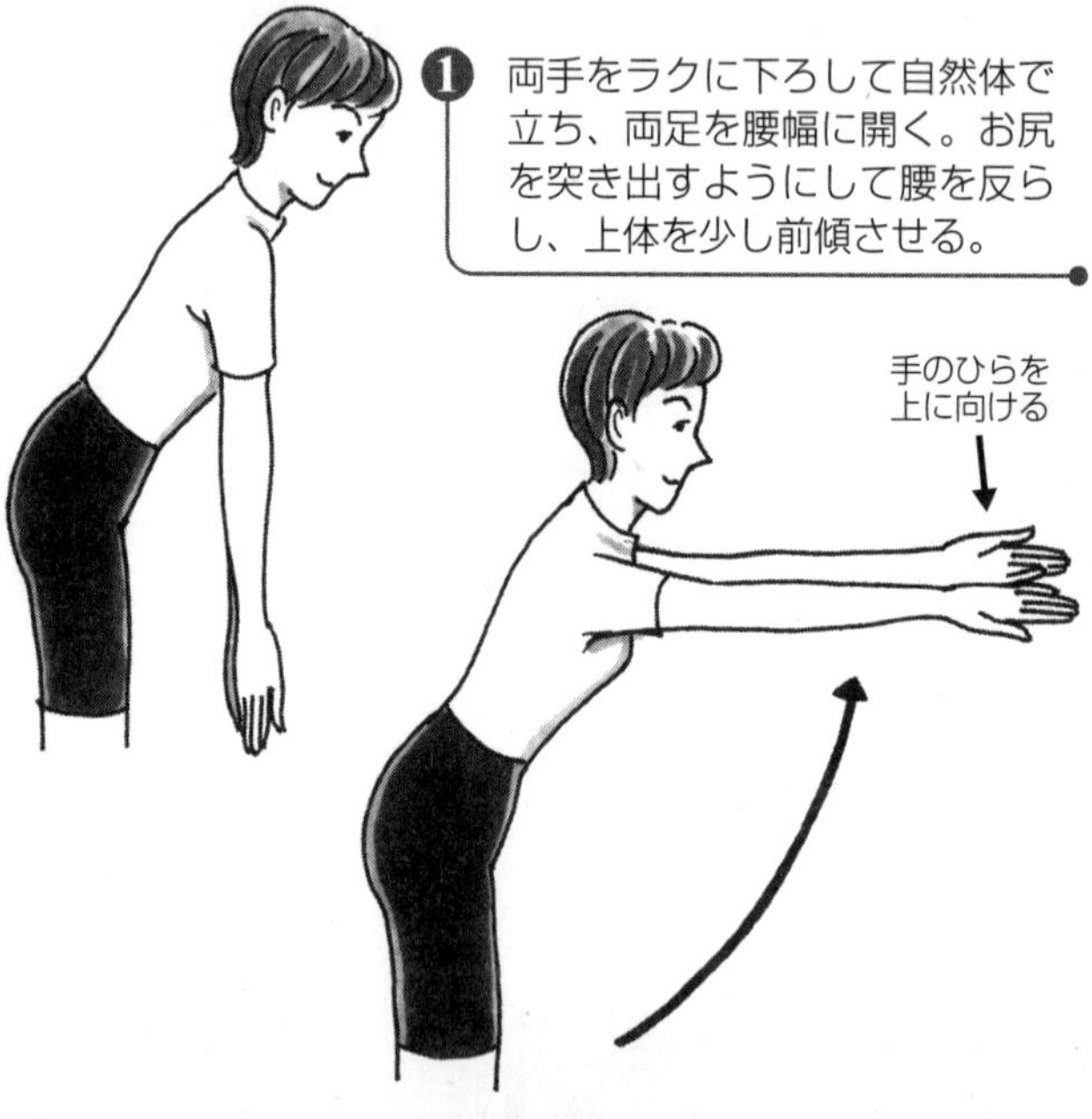

❶ 両手をラクに下ろして自然体で立ち、両足を腰幅に開く。お尻を突き出すようにして腰を反らし、上体を少し前傾させる。

❷ 胸を反らし、さらに腰も反らし、両手は肩幅のまま、前から上げる。肘を伸ばしあげられるところまであげ、できるだけ長くその姿勢を保つ。その間、左右交互にゆっくり小さく指先の方向に腕を2〜3回ずつ伸ばす。疲れたらゆっくりと下げる。

胸骨体操

肩は上腕骨、肩甲骨、鎖骨という3つの骨が、関節でつながってできています。肩こりなどが起きて肩の部分に硬直が起こると、これらの骨の位置がずれて胸郭を狭くし、心肺の機能を低下させてしまいます。

❶ 膝立ちし、お腹の前で両手のひらを上に向け、四指を組む。親指は両方とも遊んだ状態。

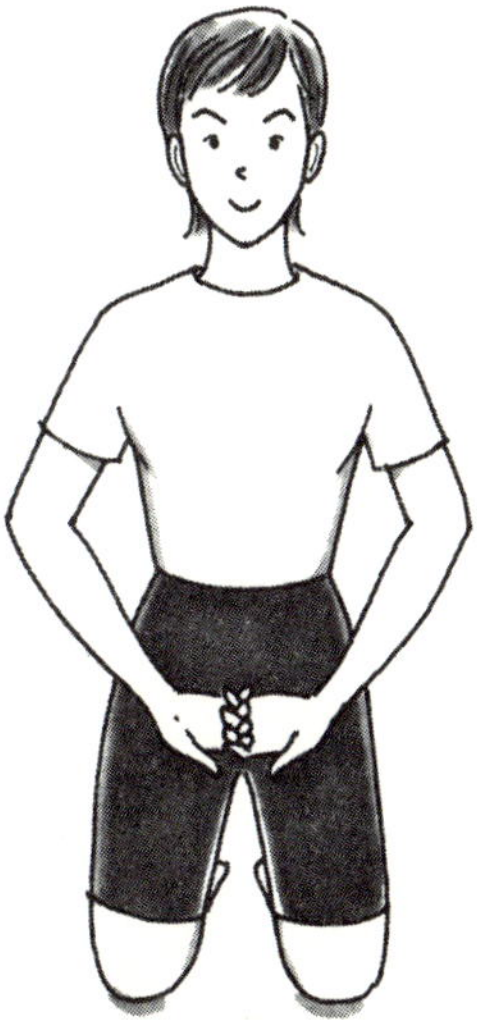

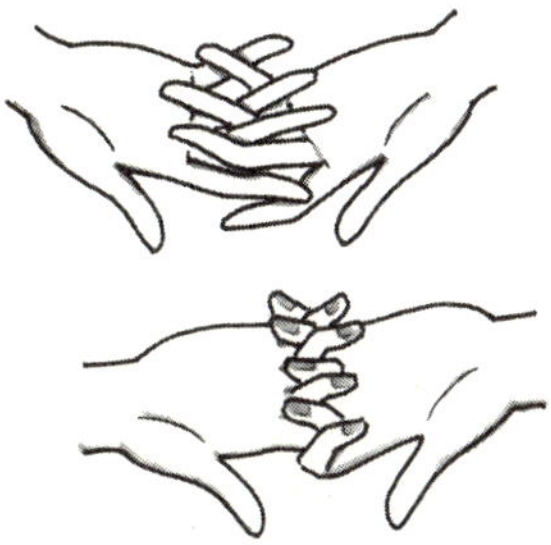

❷ 図のように指を組み、第二関節どうしをはさむように組み合わせ、腕の力を抜く。

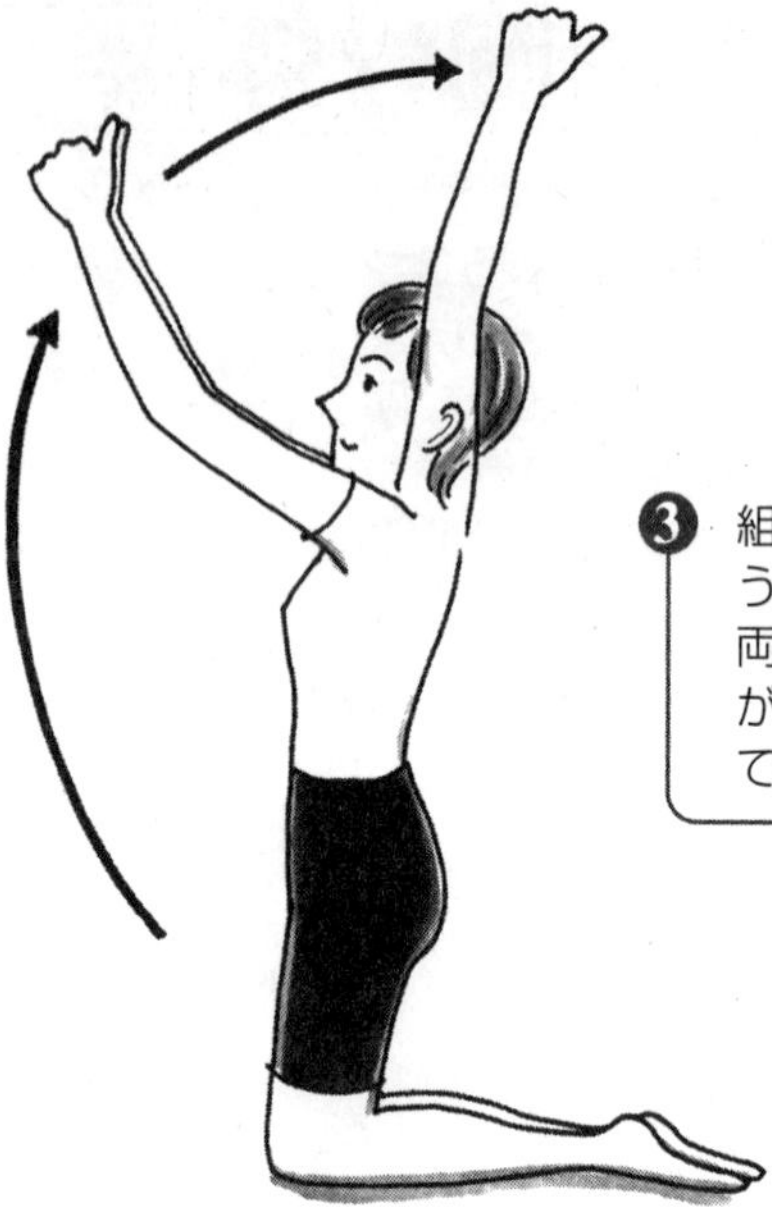

❸ 組んだ指を崩さないように、肘を曲げないで、両耳に沿うようにしながら両手を真上に上げて伸ばす。

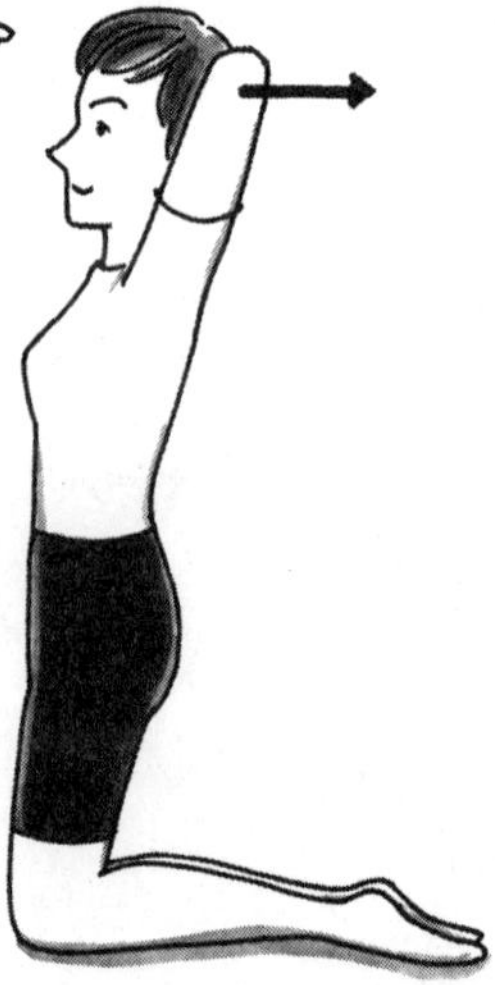

❹ 上体が前かがみにならないように肘を後方に引きながら腰をしっかり反らせ、組んだ両方の手のひら側を後頭部のくぼみ（延髄）にあてる。

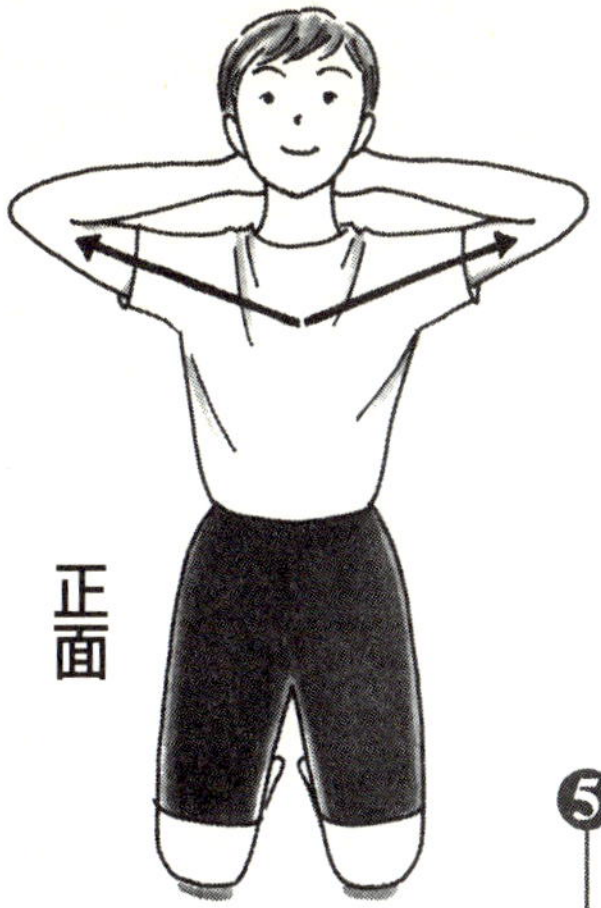

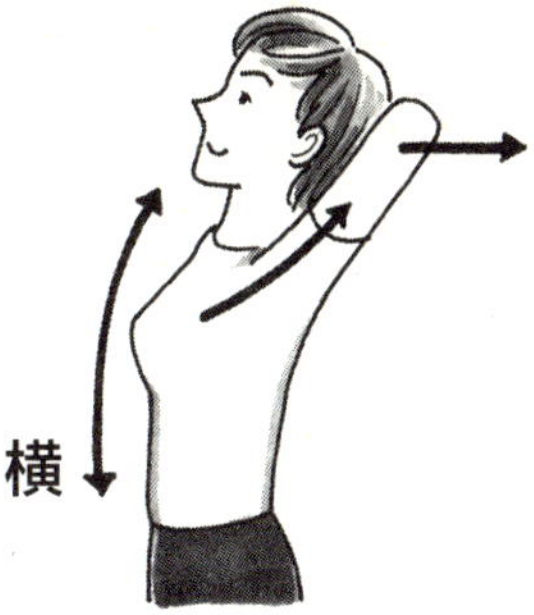

❺ ④の姿勢を崩さずに顎を引き顔をまっすぐ立てるようにして、腰をしっかり反らせながら肘をできるだけ後ろに引く。
胸部を開き、肩甲骨が背中の中央に寄り、下がった鎖骨も上がる。

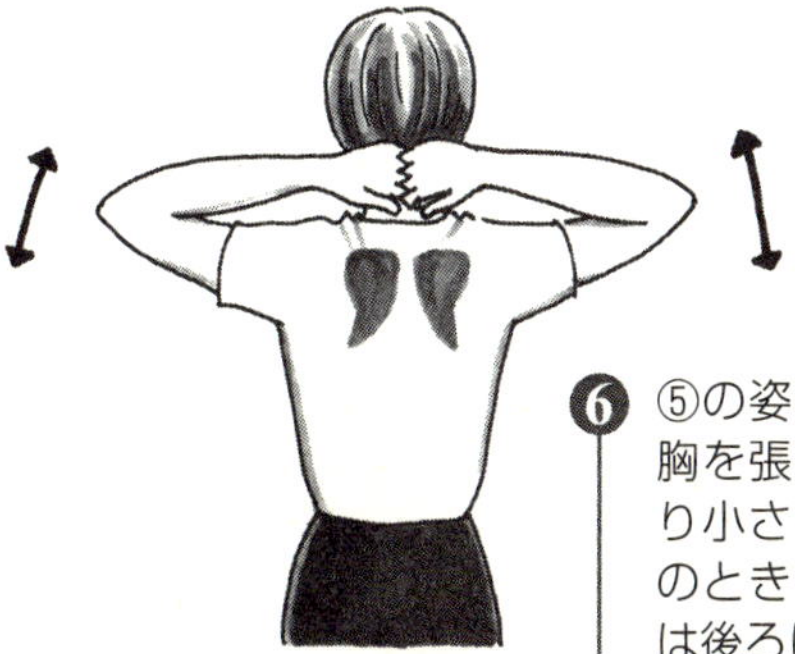

❻ ⑤の姿勢を崩さないように、胸を張りながら肘をゆっくり小さく左右に傾ける。このとき、傾ける反対側の肘は後ろに引きぎみにする。
傾ける側の反対の大胸筋がよく伸ばされる。

腸骨体操

腸骨は、腰だけでなく呼吸器や泌尿器系、さらには頸椎から脳にまで連動している骨です。いくつかの腰椎の可動性が悪く、圧迫しあってゆがみを生じている場合にとくに効果があります。可動性の悪くなった骨を、角度をとって刺激を加えることで、骨が互いに反発しあい、正常な位置に戻ろうとします。なお、この体操は妊娠している方はやらないでください。

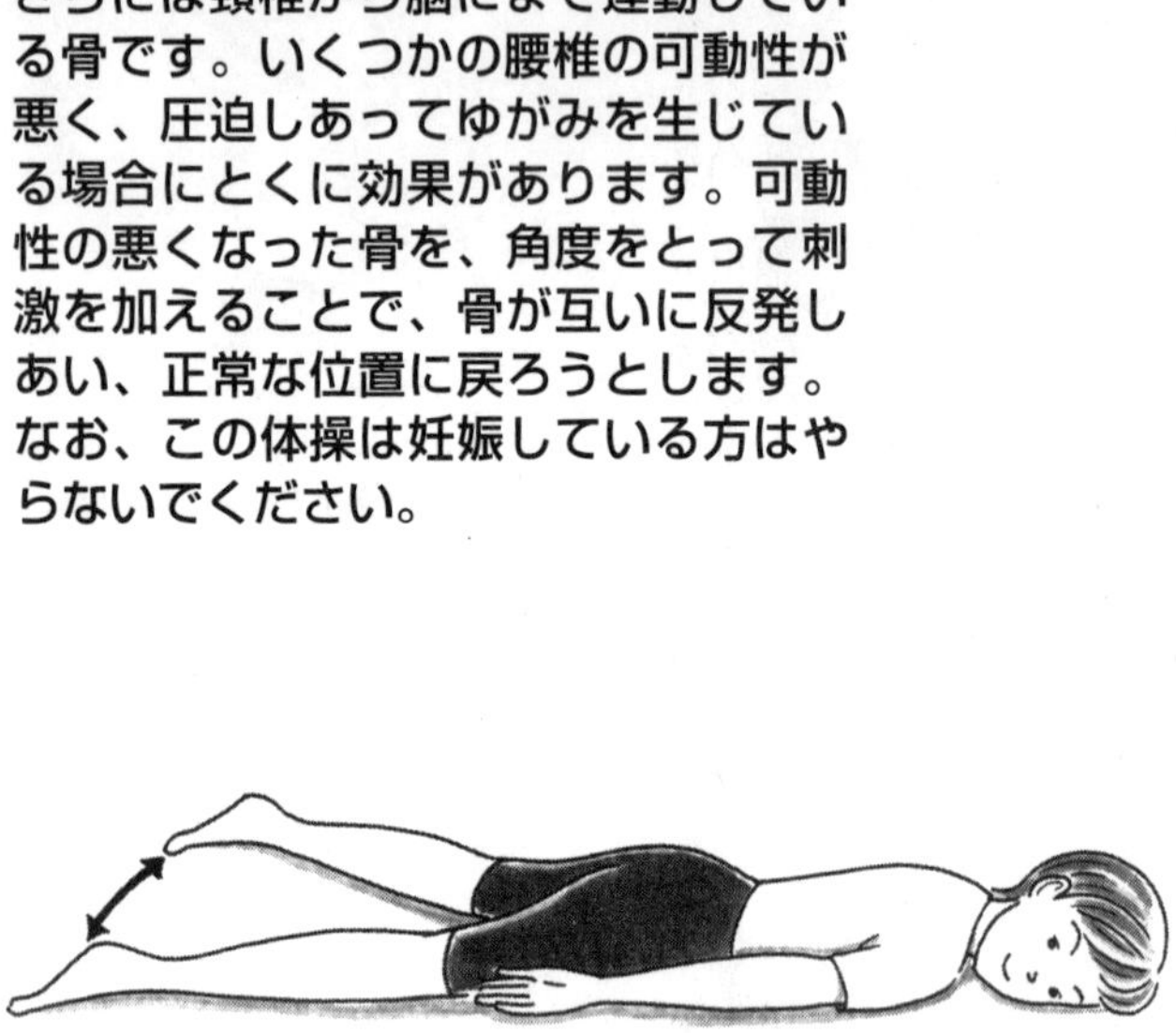

❶ うつぶせに寝て、両足をできるだけ大きく開く。

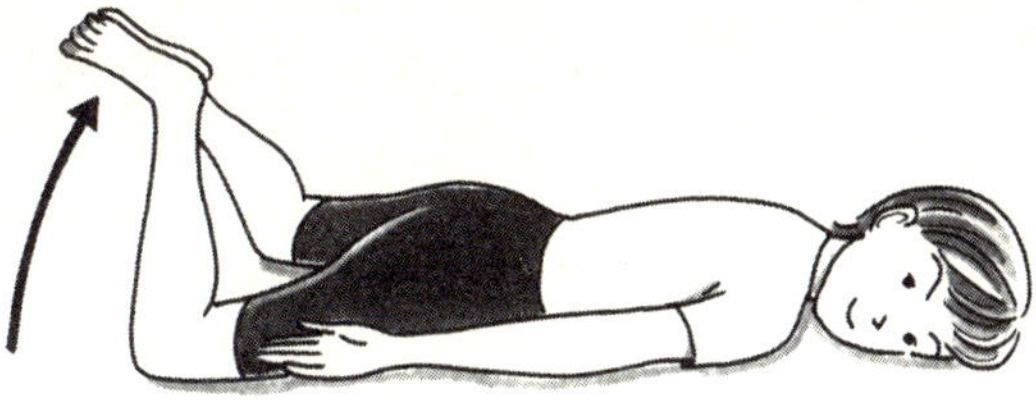

❷ 足を十分に開いた状態のまま、両足の裏をあわせる。

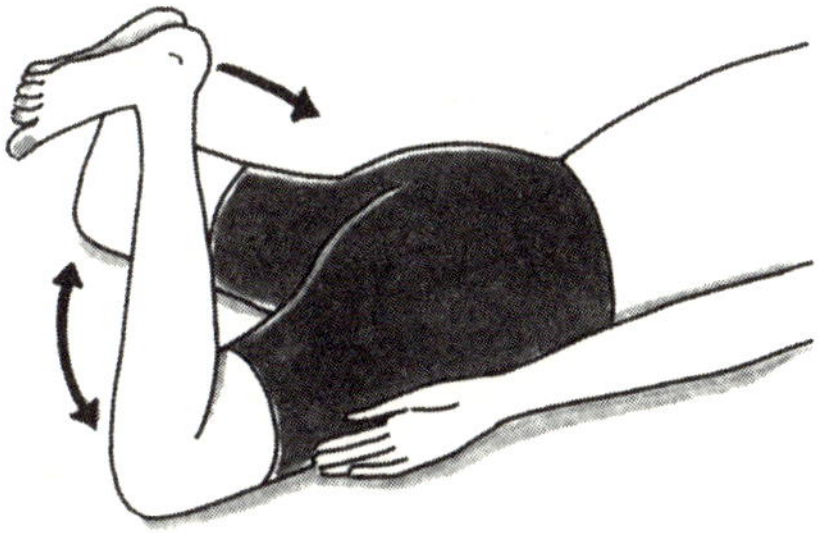

❸ 足の裏をあわせたまま、かかとをお尻のほうに近づける。

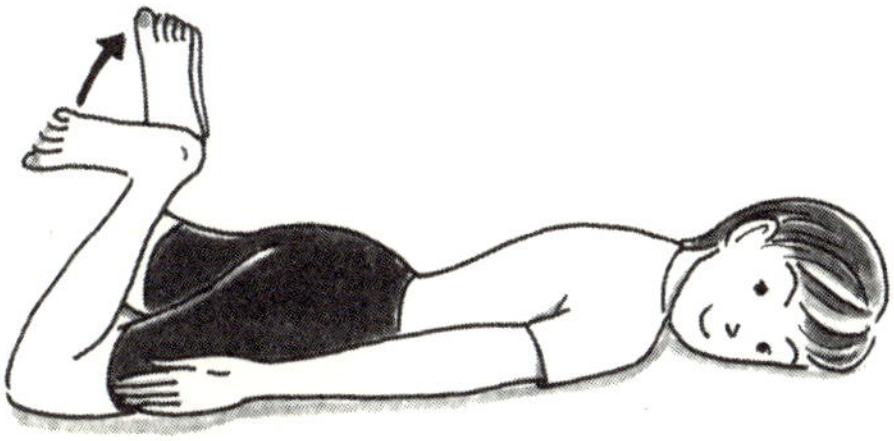

❹ つま先を上に向け、このまま2〜3呼吸耐える。

こうもり様《よう》体操

硬直した太ももの裏の筋肉（大腿二頭筋）をさらに緊張させ、緊張をゆるめたときの体の反動を利用して、この筋肉と連動している腸骨（腰）をゆるめ、呼吸器や腎臓の働きを活発にする体操です。

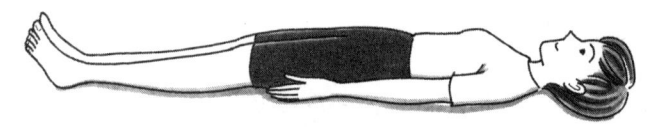

❶ あおむけに寝て両足を伸ばす。

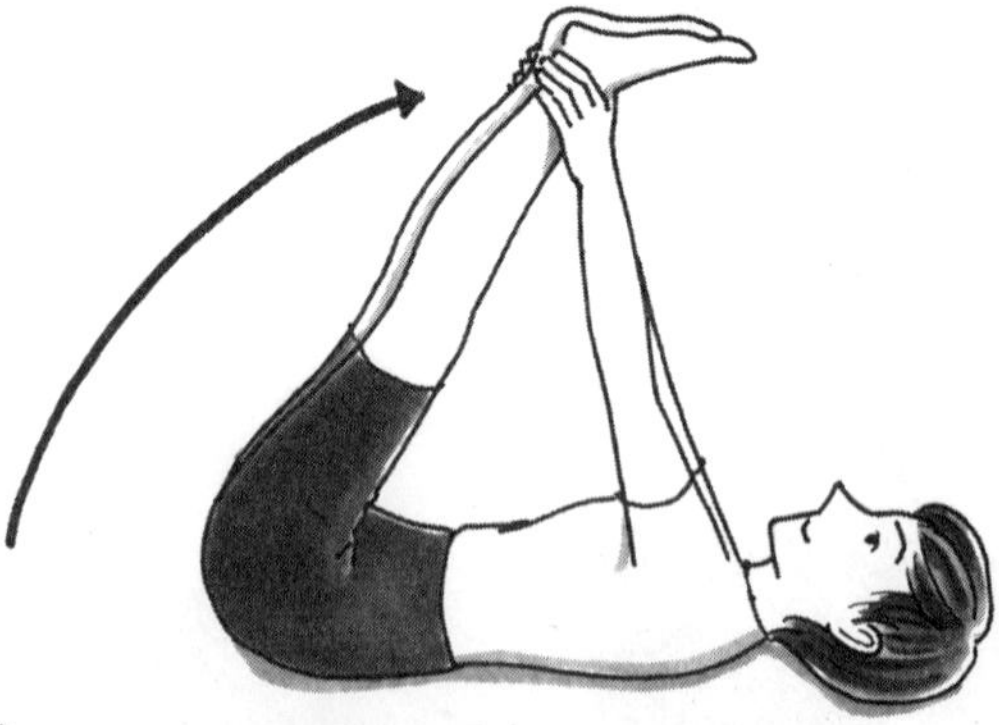

❷ 膝を伸ばして両足をつけたままの状態で上げていき、
手は脚をつかめる位置でつかむ。
膝とアキレス腱をしっかりと伸ばす。
ここで膝が曲がらないように気をつける。

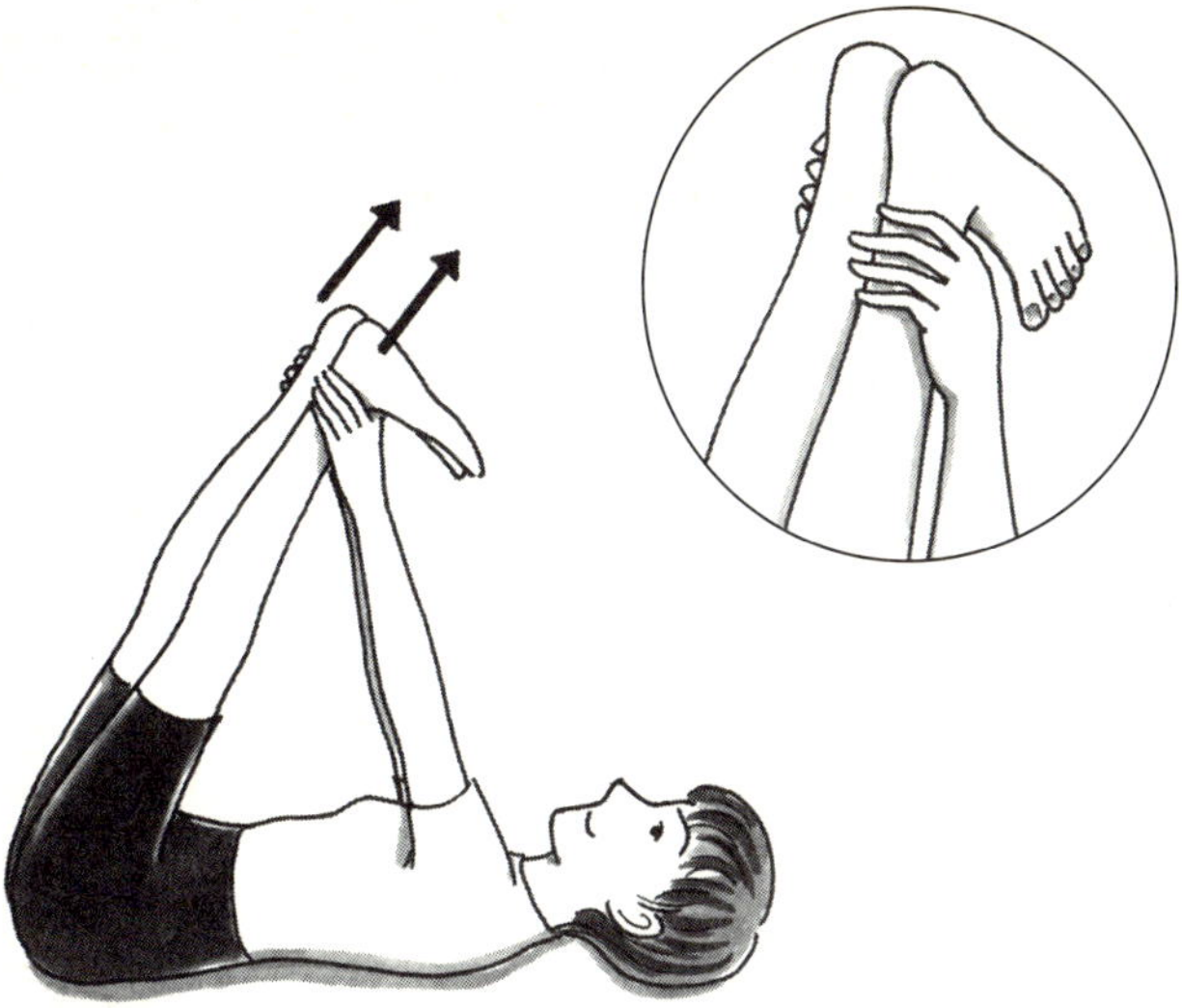

❸ アキレス腱を十分に伸ばしたら、右足と左足を交互にかかとを突き出すように伸ばす。このとき、膝とアキレス腱と大腿二頭筋も伸ばすようにする。腰にひびくようにゆっくり小さく動かすのがコツ。

深息法

下腹まで深い呼吸を誘導することで下丹田（おヘソの下で恥骨の縁から指3本くらい上の位置）の力を充実させます。意識して深く呼吸する深呼吸とは違い、深息法は下腹までの深い呼吸が自然にできるようになります。また精神を安定させ、体の感受性が高まって自然治癒力がつきます。

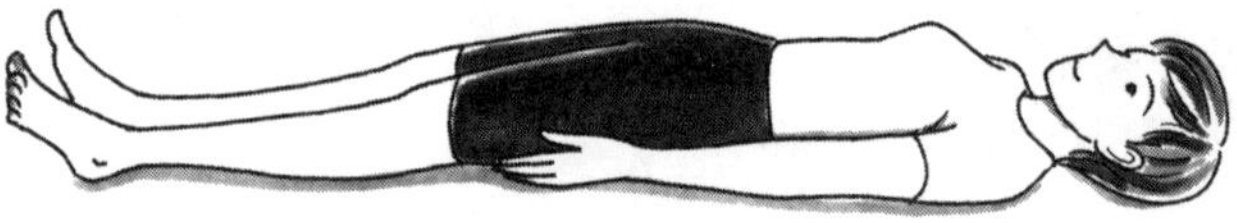

❶ 目を軽く閉じ、あおむけに寝て足を腰幅に開く。

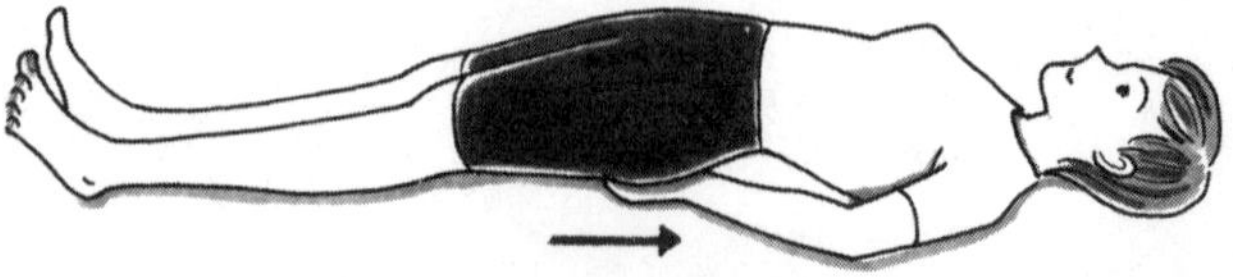

❷ お尻の下に手を入れ、お尻を頭のほうに引き上げて、腰の部分がアーチ状になった状態をつくる。

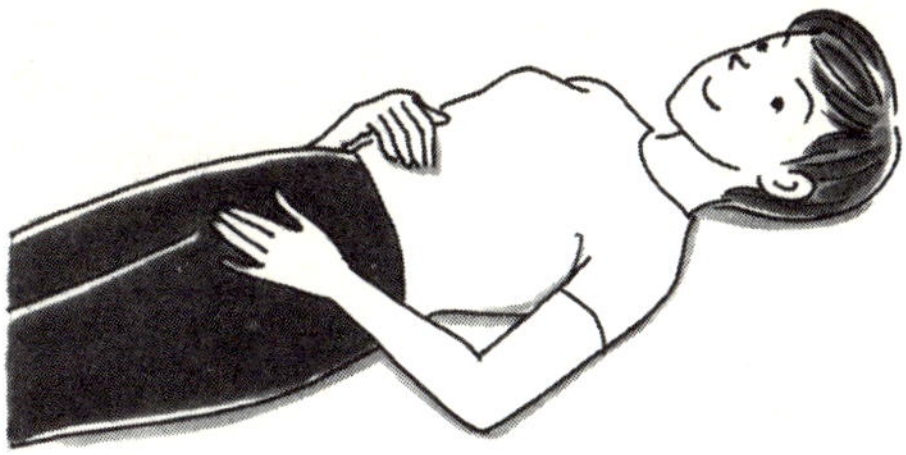

❸ みぞおちがゆるんで、弾力があるか手を置いて確かめてみる。また、下丹田が充実しているかも同時に確認する。

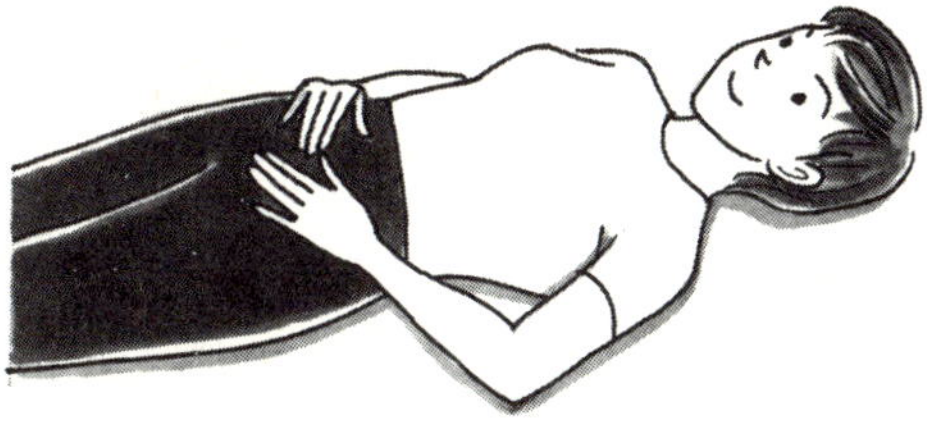

❹ 下丹田に両中指を軽く置く。息を大きく吸い、息を吐きながら下腹をふくらませる。下腹部を60～70パーセントまでふくらませたまま、胸から上だけを使って浅い呼吸を繰り返す。この状態を、慣れないうちは30秒前後、慣れてきたら2～3分耐えるようにする。

体を読む豆知識

その6

◎朝晩のやさしい整体法のすすめ◎

整体法の体操では短時間でも汗がたくさん出てきます。体内にたまっていた老廃物が汗とともに大量に排出されるからです。この体操を朝晩つづけていくと、硬直していた部分がゆるみ、体液の循環が良くなり、体が本来の働きを取り戻し、健康になっていくことが実感できます。

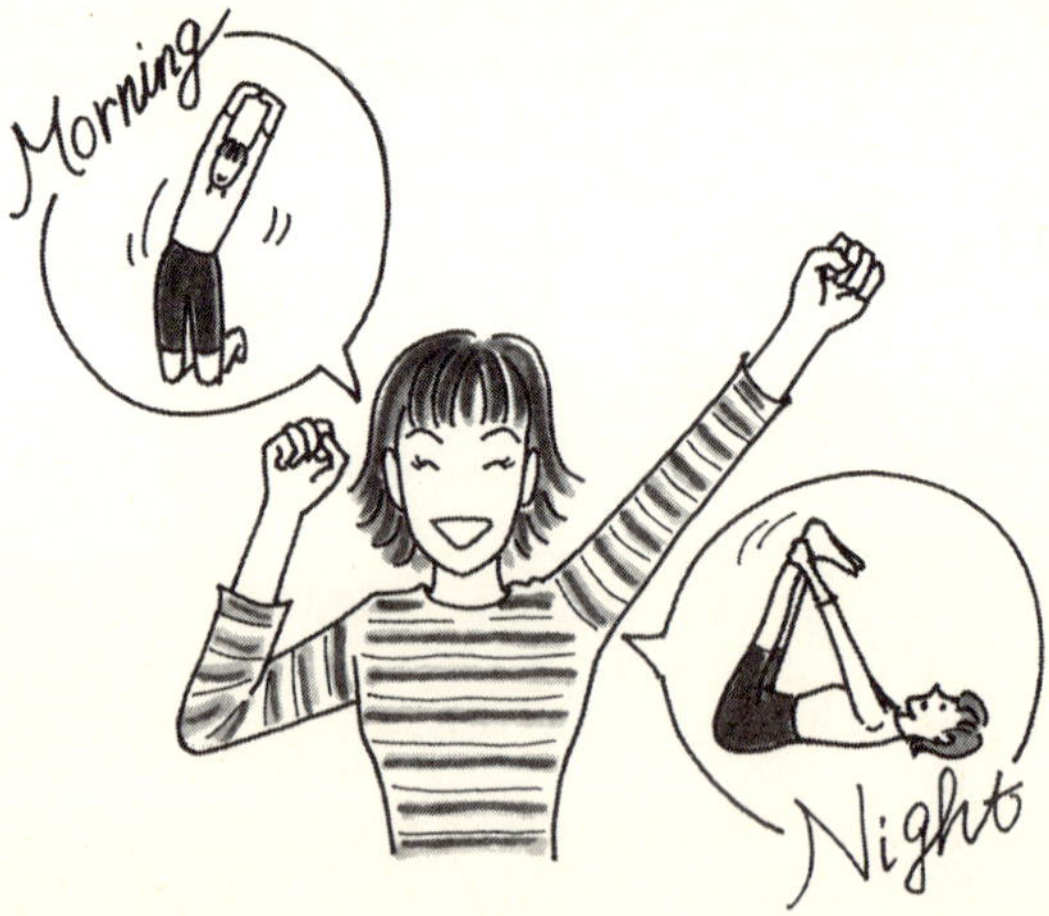

7章

気が行きわたるヒント

「体をゆるめる」と人生が楽しくなる

体をゆるめると〝気〟がまんべんなく高まる

健康的な生活を送るためには、肺を強くすることがどれほど重要なものか、ここまでお読みになって、おわかりになったことと思います。最後に、これまでの説明をまとめながら、整体の考え方を身につけて、健康で長生きすることについて考えていきましょう。

さて、体の中心ともいえる肺を鍛えるためには、体操などで肺をゆるめること、そしてゆるめたらせっせと使うこと、さらには使ったら上手に休めることです。

そうすれば、肺はどんどん強くなります。さらに、肺とセットとなった皮膚呼吸も大切です。

皮膚呼吸を活発にするには、暑いときには汗をかき、老廃物をしっかりと体の外に出すことが第一です。

皮膚の機能が高まっていけば、肺の力もおのずから強くなり、ゆるんだ体となっていきます。

このようにして、体がゆるんだ状態にある人は、体の中にまんべんなく気が充満しており、どんなことにも順応できる状態にあります。

ところが、年をとって体が硬直してくると、気の流れが滞ったり、偏ったりしていきます。何事にも思い込みが激しく、他人の声に耳を貸さないという老人をよく見かけますが、そういう人は、気が頭だけに集まってしまい、体と神経のバランスがとれない人なのです。

もちろん、年をとっても体のゆるんでいる人は、そんなことはありません。若い人のことばにも耳を傾けることができ、恋愛も上手です。

こういう人は、文字どおり「気がきく」人だといっていいでしょう。かと思うと、最近の若い人に恋愛が不得手で、社会生活に適応できない人が増えていると聞きます。これは、まさに体の硬い若い人が増えたことと無関係ではありません。

自分の体の声に素直になる

体をゆるめることができれば、体の中にまんべんなく気が高まっていきます。そのような体になれば、もちろん心も健康になりますし、病気になっても自然と治っていくのです。からだがゆるんで気が充実していれば、自分の体の欲するままに素直に行動していくだけで、それが体にとって良いことになるからです。

本人は〝気〟ままに生きているだけなのに、それで健康を保つことができれば、こんなに良いことはありません。

気ままに生きるなどというと、自分本位になって周囲に迷惑をかけるイメージが強いかもしれませんが、そうではありません。体が硬い人が気ままに行動すれば、周囲に迷惑がかかりますが、ゆるんでいる人ならばそのようなことはありません。

体が硬い人は体の要求をすぐ実現しないと、それだけでストレスになりますが、体がゆるんでいる人は体の要求が起きても、「いまこれをやったらほかの人に迷惑になる」と思えば平気で我慢できるものです。仕事中にお腹が空いても体が硬い人はすぐバテたり、イライラしたりということになりますが、体のゆるんでいる人は、適応幅が広いため「あとで」ということが可能なのです。

以前小兵《こひょう》で素早い動きと多彩な技で有名だったある幕内力士と飛行機で隣りあわせたことがあります。小兵とはいっても、私などにくらべれば大きな体です。でも、そんな人が、あの狭い座席にすっとおさまっているのです。

もちろん、その力士も一人で座っているときは、足を広げてゆったりと〝気〟ままにしているに違いありません。ところが飛行機の中では、足も肘も外に出さないで座ることができるのです。これができるのも、普段から体を上手に鍛えているために、体が十分にゆるんでいるからなのでしょう。

ところが、体の硬い人が隣にくるとがっかりです。うまく体を座席におさめることができないので、私のほうに足や肘がはみ出てきて、迷惑なことこのうえありません。もちろん、その人に悪気はないのでしょうが、体自体が悪いのです。

ところで、〝気〟ままに生きたほうがいいと私がいうと、決まって「では、〝気〟ままに食べたいものを食べていてもいいのでしょうか。栄養が偏《かたよ》ってしまいませんか」という質問を受けます。

それに対して、私はこう答えるのです。

「偏っている人は偏ったまま、そのままいったほうがいいのです。バランスよくと考えることは必要ありません」

アメリカでセミナーをしたときでした。「うちの子はハンバーガーが大好きなんですが、ずっとそればかりを食べさせていても大丈夫ですか」と聞かれましたが、そのときも「体の要求どおりがいい」と答えました。

いくらハンバーガーが好きでも、いつかは飽きて、体が要求しなくなるものです。逆に食べつづけずにはいられないときは偏食せずにはいられない要求が体にあるのです。子どもが食べ物に好き嫌いがあるからといって、それを取り上げると、かえって欲求が強くなってしまい、逆効果です。

大切なのは、好き嫌いを治すことではなく、自分の体にとって必要なもの、不要なものを感じとれる敏感な感受性を育てることです。それには、何度も繰り返すようですが、肺を鍛えて体をゆるめることが第一です。それができれば、自然と体はそのときに必要なものを欲し、体の内でバランスをとるのです。外部からバランスを考える必要はありません。

順応できる体こそ健康な体

食べ物といえば、さまざまな化学物質の悪影響が以前から問題になっています。整体に興味をもつような方は健康に関心が深いでしょうから、こういったことも心配になる方がいるかと思います。

最近では無農薬、有機肥料などといって、自然食品が大変な人気を呼んでいるようです。もちろん、このこと自体を批判するつもりはありません。しかし、よく考えてみればわかるように、現代は自然食品だけですべてをまかなえるような時代ではありません。たくさん食べる中には、どうしてもある程度の化学物質は含まれているもので、それを一〇〇パーセント避けることはできません。

それならば、思いついたように自然食品を食べるのではなく、多少の化学物質にも順応できる体づくりや生き方を目指したほうがいいのではないでしょうか。そもそも、どんな動物にも、ある程度の適応能力というものがあります。人間の場合にも、体の働きを高めることで、この力を呼び起こせばいいのです。

私はといえば、酒もたばこもやりますし、食事についてとくに注意を払ったことは一度もありません。ただそのときに欲しいものを欲しい分だけ食べるだけです。というのも食べ物にかぎらずすべての生活習慣というものは、一度こだわりはじめるとキリがありませんし、さまざまなものを避けて生きていくのは大変なことだと思うからです。「あれはダメ、これはこうしなければいけない」と考えていくだけで、神経をすり減らし、かえって生活が不自然になるように思います。それよりも、悪いものがあったら、それに順応できるような体をつくったほうがラクであるばかりでなく、建設的なのではないでしょうか。

栄養のバランスについても、私はほとんど考えたことがありません。厚生労働省は、一日三十品目を摂取するべきといっていますが、三十という数字はどこからでてきたのでしょうか。なぜ、二十や二十五ではいけないのか、根拠がよくわかりません。

似たような話として、昭和三十年ごろに、一日当たり三千三百キロカロリーを摂れという基準が発表されたことがあります。そこで、さっそく自衛隊の食事を三千三百キロカロリーにしたところ、糖尿病の患者が増えてしまい、基準はすぐに取り消されてしまいました。

健康の基準というのは、この程度のものなのです。中には適切な基準もあるかもしれませんが、そんな数字にこだわっていたら、忙しくてしょうがない。しかも、懸命にその基準に合わせて、かえって体が悪くなったからといっても当然であり、そのとき人は「バカだなあー」ぐらいにしか思わないのです。

自分の体は自分で守らなくてはならないのです。そもそも、体力や体格というのは人によって千差万別ですから、だれにも一律の基準を適用するというのはナンセンスです。

では、どうすれば健康を守ることができるのかといえば、あとは自分の体の要求に従うことです。これが一番自然でラクです。今日は体がなにを欲しているか——つまり、なにを食べたいのかを感じて、それを優先すればいいのです。私は、こうやってなにも考えず何十年も健康に暮らしてきました。真理はすべて単純さの中にあるのです。

冗談に聞こえるかもしれませんが、私が思うに、女性が男性よりも寿命が長い理由の一つに、女性が献立《こんだて》を決めて食べていることがあるのではないかと思います。女性は、自分の好きなものをつくって食べているから、長生きできるのではないでしょうか。

“生きる知恵”で医者いらず

整体というものは、人間の本来もっている力を呼び起こし、それを生かすための助けとなるものなのです。

現代は、まだ西洋医学が万能ではありませんが、着実に進歩をとげていることには違いありません。

先日、新聞を開くと、医者の方が書いたこんな記事が目に入りました。それは、子どもに熱が出たからといって、すぐに病院に連れて行かないで、少し様子を見なさいという趣旨です。

最近では、夜間に子どもが発熱すると、たとえ微熱であっても医者に駆け込む親が多いそうです。しかし、熱というのは、本人が緊張したり驚いたりすると上がる性質があります。

お母さんが右往左往してしまうと、それを見て子どもの熱がどんどん上がってしまうのです。ところが、お母さんがどんと構えていると、子どもも安心していつのまにか熱が下がるということがよくあります。

下痢や出血もまた同じような傾向があります。親があわてて医者に走ると、子どもは神経質になり、「これはこんなにこわいものなのか」と思ってしまいます。そうなると、症状はかえって悪化してしまうのです。

そして、その子がおとなになって子どもを産むと、また同じことをします。こうして、次から次へと、病人が再生産されるというしくみです。

たしかに、西洋医学の発達のおかげで、これまでさまざまな病気を克服することができました。しかし、人間の体は機械ではありません。心をもち、すべての部分が一体となって全体を形づくっています。その点では、現在広く行われている西洋医学にも、見逃している点があるのではないかと思われます。そこで、西洋医学を信頼される方でも、医者に行くほどでもないことからでも整体法を実践してみればいいと思います。

5章では、やけどをしたときに、仙骨を刺激すると痕が残らないという話をしました。そういった例は、いくらでもあります。

傷ができて化膿《かのう》したときには、化膿止めの急処というものがあり、それを行うと白血球が増えて予後が良くなるという箇処もあります。

骨折についても、整体の応急処置を知っているといないとでは、大きな違いがでてきます。たとえば、指の骨を折ったくらいならば、関節をつまんで少し引いてゆるめておけば自然と骨がもとのところに戻ってしまうのです。

不思議に思われるかもしれませんが、骨の周囲にある筋肉が、生まれてこのかたずっと

体を読む豆知識

その7

◎健康への近道◎

健康のために食べたいものを我慢していませんか？　食べ物にかぎらずすべての生活習慣というものは、こだわりはじめるとキリがありません。「○○は健康に悪いからダメ」と考えるだけで神経をすり減らし、かえって生活が不自然になってしまいます。それよりも悪いものであっても適応できる体をつくったほうがラクであるばかりではなく、建設的なのではないでしょうか。

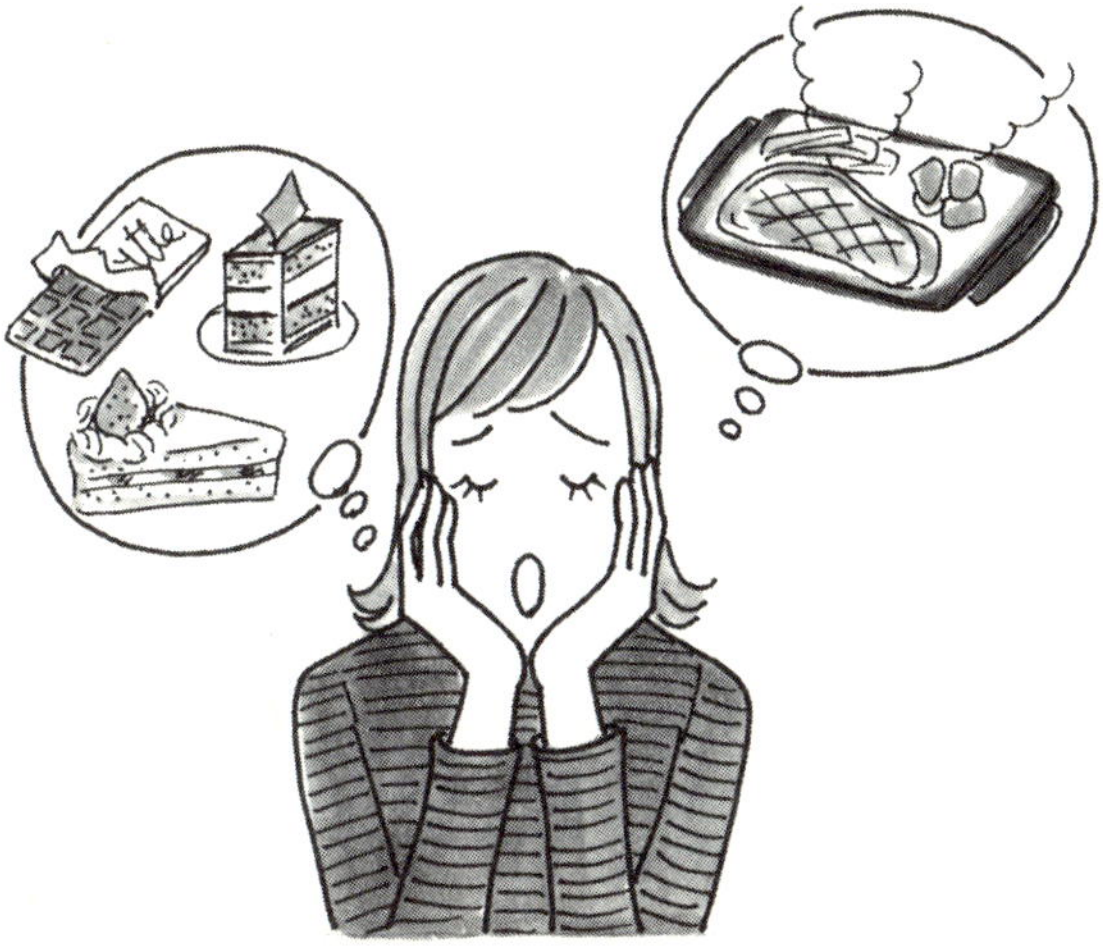

骨を守りつづけているので、筋肉が形を覚えているのです。ですから、折れてすぐならば、少し筋肉をゆるめただけで、骨がもとにすっぽりとおさまるようにできているのです。

やけどにしても骨折にしても、親がこうした処置を知っていれば、子どもは自分の力で健康的に育っていきます。なにか起きたからといって、すぐに病院に行くのではなくて、できるところまでは自分でやってみてはどうでしょうか。そして、整体法をとおした自らの経験の積み重ねにより、本来の人間の体と心の見方というものが、だんだんと養われていくことでしょう。

私は、なるべく多くの人が、本書で紹介した整体法の知恵や考え方を身につけることによって、健康的で生き生きとした生活を送ることを願っています。

著者紹介

井本邦昭（いもと　くにあき）
1944年、山口県生まれ。井本整体主宰。医学博士。野口整体を学び、井本整体を創始した父、故井本良夫氏に五歳のときから整体法を学ぶ。東洋医学を修める一方、欧州での東洋医学指導時には、ドイツ、スイスにおいて西洋医学も学ぶ。
父の没後、井本整体を継承、発展させ、日本のみならず海外でも整体法の普及に務めている。
主な著書に、『整体法』シリーズ（三樹書房）など多数がある。

●お問い合わせ先　井本整体東京本部
〒151-0051 東京都渋谷区千駄ヶ谷一丁目25番4号
Tel：03-3403-0185（代）　FAX：03-3403-1965
URL：http://www.imoto-seitai.com
E-mail：genten@imoto-seitai.com

"体《からだ》をゆるめる"とどんどん元気《げんき》になる！

2004年７月10日　第１刷

著　　者　井《い》　本《もと》　邦《くに》　昭《あき》

発 行 者　小　澤　源　太　郎

発 行 所　株式会社　青春出版社

東京都新宿区若松町12番１号〒162-0056
振替番号　00190-7-98602
電話　編集部　03(3203)5123
　　　営業部　03(3207)1916

印刷　堀内印刷　製本　豊友社

万一，落丁，乱丁がありました節は，お取りかえします。

ISBN4-413-03479-1 C0047